JN119463

かけだし
産業医の
―嘱託産業医の
　　　業務活動報告―
覚書

かけだし産業医の覚書

第1章　かけだし産業医の覚書（序章）

　産業医は、医師免許をもってさえいればなれるからやってみないかと言う甘い言葉に誘われて、嘱託産業医を引き受けました[1]。引き受けたは良いものの、産業医とはどんな仕事をするのか大学時代の講義で聴いたこともなければ、労働安全衛生法に興味を持ってもいなかったので、全くと言ってよいほど知識がありませんでした。そこで、あわてて日本医師会主催の産業医学講習会を受講し、3日間で「認定産業医」の資格を得ました[2]。しかし、当然のことこれで立派な産業医だという実感はまだ涌いてきません。産業医学、労働の科学、産業医学ジャーナルなどの関連雑誌に目を通してはみましたが、目から入り耳から出て行く感じで実体がありません。あとは当たって砕けろと言う感じで、事業場に飛び込み、問題にぶち当りながらその都度問題の対策を検討してきました。そのいくつかのエピソードを紹介し、産業医の職務について紹介してみたいと思います。

1　嘱託産業医

　昭和47年の労働安全衛生法の制定によって、常時50人以上の従業員を使用している事業場では、衛生管理を司る医師として産業医を選任することが義務づけられるとともに、昭和63年の改正によって衛生委員会の構成メンバーとして産業医の出席が義務づけられました。

　産業医の選任が義務づけられているといいながら、なかなか適当な産業医を見つけ出すことができない中小企業の事業主のなかには、知り合いの医師に名前だけ借りて所轄の労働基準監督署に届ける人もありました。そのような"つて"のない事業主に対して、健康診断を請け負っていた企業外健診機関の中には、産業医活動も業務の一つとして企業と契約を結ぶ機関も出始めました。そのような企業外健診機関と契約を結んだ医師の一人として、私の嘱託産業医活動が始まったのです。

　私の担当事業場は、町役場5町、広域行政組合1組合、プレス・金型加工業2社、製函・溶射業2社、モータ製造業2社、輸送・港湾業2社、築炉業2社、ホテル業1社、飼料業1社、製菓業1社の合計19社事業場でした。あ

まりの数に、一瞬たじろいてしまいました。産業医学振興財団が、昭和53年に実施した「嘱託産業医の一人あたりの引受け事業場数」についてのアンケートによると、10.4%（301/2,889人）の嘱託産業医が5事業場以上の産業医を引き受けていることが報告されていました。いろんな種類の企業を知るのもよいかと前向きに考えるより他ありませんでした。

　契約では、年3回つまり4ヶ月に1度、半日、各会社に出向いて産業保健を担当することになっていました。ほとんどの場合、巡視と健康相談に終始することになります。応接室に座ってお茶を飲んで、世間話をするだけの産業医もいるらしいと聞いていました。こんなに少ない訪問回数では工場の現状把握もできないし、担当の名前すら忘れてしまうのではないかと少々不安でした。

　嘱託産業医になっている事業場の一覧表をつくり、住所、電話番号、事業場側の担当者名、担当保健婦をまとめました。名刺を交換した事業場側の担当者は、総務担当者が11名、人事担当者が3名、安全衛生担当者2名、製造担当者2名で、特定の担当者がいない事業場が1社ありました。職制上の地位は主任から係長でした。

2　職場巡視

　今日は製造業の職場巡視。白衣は脱ぎ捨て、作業服に着替え、保護帽、保護眼鏡、安全靴で身を固めました。記念写真を一枚。よく似合っているとは家族の評。本人もすっかりその気になりました。

　巡視は工場の衛生管理者と一緒に出かけました。この人はこの職を30年近くも続けて担当しているベテランで、こちらが教えてもらうことばかりです。それでも塗装工程の隅に放置されていたままの有機溶剤のドラムカンを見つけて、有機溶剤の管理状況を尋ねてみました。「いつもきちんと片付けておくように注意していますけれど。どうしても自分が使いやすいようにしてしまうのですよ。注意しておきます。」

　次は、プレス工程。大きな裁断機で鉄板を切って行きます。この時の騒音は100ホン以上です。作業員の耳栓の使用状況をみてみますと、何人かは耳栓をしていません。「どうして耳栓をしないのですか。」と騒音に負けないよう

に大きな声で聞いてみますと、「耳栓をしていると、他の人の声が聞こえず、クレーンの移動などがわからないことが多いので、かえって危険なんですよ。」「こんな大きな騒音のなかで長年仕事をしていると、耳が聞こえなくってきますよ。」と注意しました。一応その時は注意に従って耳栓をしていますが、別の工程に巡視が進みますと、すぐに外してしまっていました。自分の耳はよく聞こえているし、自分たちの仕事は自分たちが一番よく知っている。つまらないお節介は止めて欲しいという感じでした。

　この点は、白衣を着ている医者と産業医との大きな違いです。医者の場合、白衣を着て、診察室に座っていると、訴えを持った患者が医者の診断・治療を求めてきます。患者の目は医者を見上げています。医者と患者との間には明らかな上下関係が存在していますので患者も医者の指導に素直に従います。しかし、産業医と従業員との間では上下関係は存在せず、目の高さは同じです。従業員がとくべつ産業医の必要性を認めていない状況で産業医の存在と意義を認めてもらい、信頼関係を作る必要がありますから産業医の苦労は大変ですが、一旦できた信頼関係は、上下関係のない信頼関係ですから長く続くはずです。

　そのためには、今度の定期健康診断での聴力検査の結果から聴力低下状況を把握し、対策を練るしかないとこちらも長期戦を構えました。

　後日の定期健康診断結果。聴力低下者をリストアップし、事後措置と健康指導を行いました。聴力低下者を職場ごとに分類してみますと、長年同じ騒音職場で働いている班長、職長あたりに4,000Hzの音の聴力が特異的に低下するC^5-dip的な聴力低下が認められました。面談してみますと、「昔は耳栓には無頓着で、まったく使用しなかったですねぇ。」との回想談。「今からでも遅くありません。会話域の周波数は500Hz～2,000Hzぐらいですから、この領域の聴力低下を防ぐ意味でも今後必ず耳栓をして下さい。また職務上、部下の人にも指導して下さい。」と依頼しました。この時は、「必ずそうします。」と言ってくれました。

　『騒音対策は、完全に密閉化するか、騒音工程をロボット化して無人化するなどして、騒音源を断つ方法が理想的であるが、厖大な費用がかかるので実現されている職場は少ない。騒音源を遮断できないときには、騒音が従業員

の耳に入ってこないように、各自が騒音を防御する保護具で身を固めるしかないのが現状です。』と巡視記録に書きました。

　騒音による聴力低下についてのエピソードをもう一つ。土建業では発破のためにダイナマイトを仕掛けます。この際、作業員は耳栓などの保護具で身を固めていますが、所長などの工事責任者は、保護具を着けることはほとんどありません。しかし、この人たちは、危険物取扱責任者ですので、毎日のように発破現場に赴いています。定期健診で聴力低下の指摘された工事現場の所長に、「最近、あなたが TV を見る際に、音量が大きくなってうるさいと家族から言われませんか？」と質問してみました。「そうです。その通りです。どうして分かるのですか？」と逆に問いかけてきました。聴力低下を説明し、騒音作業の有無を質しますと、はじめは無いとの返事でした。よく話を聞きますと先の状況が明らかになってきました。「さっそく各現場の責任者にも、耳栓をするように指導しておきます。」とのことでした。『聴力低下は取り戻すことはできませんので、低下がおこらないように保護具で身を守ることが大切です。』とも巡視記録に書きました。

3　安全衛生委員会

　産業医が安全衛生委員会の構成員として安全衛生委員会に出席することが、労働安全衛生法の改正で義務づけられました。産業医の職務が認められたと産業医の末席を汚すものとして喜んでみたものの、「産業医の先生の御意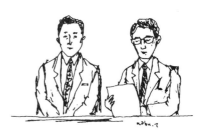見は」と委員会で自分の意見を求められることとなり、産業医の能力の判定材料を提供してしまうことにもなりかねない事態になって、緊張して委員会に出席しています。

　安全衛生委員会の付議事項（議題）も危険業務の有無で大変違っています。市町村役場などの事業場（役場や大学は立派な事業場です）では、衛生面が中心ですが、製造業などでは、安全面が中心課題であり、安全面での報告事項で委員会の付議事項の多くが占められています。しかし、現在の事業場で

は職場の安全確保は当然で、安全確保ができない時には、その事業場の存立に係わるといっても過言ではありません。そのため、もし職場で死亡・傷害事故が起こった際には、全社あげての事故究明がおこなわれることになり、労働基準監督署の指導以前に自社の改善対策が打ち出されています。

　大事故になりかけた事件の報告をきいてみますと、日内リズム[3]を踏まえた人間工学や労働生理学的な対策を考えなければならないと委員会に出席していて感じます。安全面を長年担当してきた安全衛生管理者の多くは、ハードな安全面は取り組みやすいけれど、ソフトな衛生面はどう取り組んでよいのか分からないとの率直な意見を述べています。この意味からも産業医が衛生面を精力的に指導・援助していく必要があります。

　今や、労働力の絶対的な不足と労働者の高年齢化の波がどの事業場にも打ち寄せています。事業場にとって、"心もからだも健康な"マンパワーを持つことが、最大の財産だと言い切ってよい時代に入りました。しかし、その具体的な方策については、みんなが暗中模索している段階です。市町村役場にしても、厚生省の指導でアクティブ80対策（80歳になっても健康で活動的な老人作りを推進する対策）[4]を住民に指導しているにもかかわらず、職員の健康対策については、明らかな方針は掲げられていないのが現状です。役所では、大部屋が各セクションに区切られていますので、職員の吐き出す紫煙が大部屋全体に広がり、住民からの苦情も寄せられています。従って、職員に対する健康教育が重要な委員会の付議事項です。

　安全衛生委員会での産業医の活躍が大いに期待されています。この期待に答えるには、産業医にはあらゆる分野に興味を示す野次馬的感覚が必要ではないかと思っています。

4　健康相談

　嘱託産業医の場合、定期健康診断を自ら行うことはあまりありませんが、たまたま行った時に、20歳前半の従業員の問診票に、喫煙歴 7 年、飲酒歴 5 年という数字を発見すると少し戸惑ってしまいます。しかし、雇い入れ時の健康診断で、γ-GTP 100IU/ℓ 以上、GOT、GPT[5]が50〜100IU/ℓ という肝機能検査のデータを見つけますと、問診票もまんざら嘘でないことを実感します。

健康診断の事後措置とその指導が主な仕事ですが、中でも生活習慣病（成人病）指導が多くを占めます。労働者の平均年齢もどんどん上昇しています。北九州市では若い労働力は東京や大阪に吸い取られてしまい、労働者の平均年齢は40歳以上になってしまっていますので、どの事業場も生活習慣病の予防が最も重要な指導事項です。

　高血圧、肝機能障害、肥満、高脂血症、高尿酸血症、糖尿病など生活習慣病（成人病）予備群を大勢ピックアップできます。しかし自覚症状がないので放置されています。とくに糖尿病などでは、自覚症状が出るまで放置されている例が多く、自覚症状が出てきた時には、眼症状、腎症状など不可逆的な状態に病状が進行していて、職場転換も検討しなければなりません。当人は自分が定年まで十分に健康であると予定してローンで家を建てていることが多く、職場転換で、ローンの支払いも滞り、自分の健康にも自信が持てないという悲しい事例にも遭遇します。事業場としてもそれでなくても確保がむずかしい熟練労働者を失うことになり、大きな損失です。

　しかしながら、これらの疾病は、ある日突然にくるのではなく、諸検査値は正常域内を何年もかけて上昇し、ついには正常域を越えてしまうのですから、正常域での時間経過に各人が注意して、異常になるのを未然に防ぐことが大切です。そこで、測定値が上昇気味な正常者にも注意を促す健康教育の必要性を提言しています。

　自分はいつまでも若いと思って、若い時と同じペースで食事や飲酒をおこなっている人が多いのが現状です。この人たちに自分の現状把握をしていただくために健康測定を行う必要があります。

　運動不足の上に過食。エネルギーの過剰摂取になっていますが、これも実感として感じてない人が多いようです。この現状を体験してもらうために、簡単な測定器具を使って、運動による消費エネルギー量を１週間にわたって測定してもらいました。大部分の人はあまりに消費エネルギー量があがらないので、途中で測定そのものを投げ出してしまいました。この時、「今、やっと自分の運動量がいかに少なくなっているのか分かったでしょう。ビール１本、ケーキ１個のもつエネルギーを運動で消費するのがどれほど大変か考えて下さい。」と指導すると、以後、食事に注意し、運動を続けている人も見ら

れます。この人たちには、1〜2週間に一度は電話をし、現状報告を受け、激励するのも産業医の職務です。6ヶ月以上毎日の消費エネルギー量を測定し続けた人もおり、毎日10分間の反省時間が楽しくなってきたとの感想が届けられました。

　以上のような健康の保持増進対策は、新しく導入されたばかりで、まだ細部にわたる明確な方針は示されていませんが[6]、いずれにしてもかなり個人の生活習慣にまで立ち入らなければなりません。

　もう一つ、心の健康（メンタルヘルス）にも関係することがあります。とくに中間管理職で心の悩みを持っている人が多く、いかにして、このような人にストレスによる心身の状況変化を悟らせ、心身の緊張をときほぐしていけばよいか産業医も悩みます。この時には、じっと相手の意見を聴いてあげるのが一番です。こちらの指摘に相手の眼が輝きだすと産業医として非常に嬉しくなりますが、うなずいてくれても本当に悟ってはいないときには、心の悩みからの脱出には時間がかかります。産業医も焦らずに対処しようと自分に言い聞かせています。本人が最も苦しんでいるのですから。

　以上のような状況ですから、いくら手があっても足りません。産業医にもピンからキリまでいるとの悪言が聞こえてきます。すくなくとも自分はピンでありたいと思っています。

　産業医の職務については、産業医活動推進委員会から『産業医の職務』が作成され公表されています。それによりますと、産業医の職務は、大きくわけて、1）総括管理、2）健康管理、3）作業管理、4）作業環境管理、5）労働衛生教育の5つに大分類され、各項目については、さらに細かく職務が規定されています。また、産業医学振興財団より『産業医の職務 Q & A』も出版され、産業医の職務について詳しく説明されています。

　いずれにしても、産業医は今後ますますその必要性が強調される職務で、それ故に産業医の一層の研讃が望まれるところです。

注1）平成8年の労働安全衛生法の改正により、産業医になるためには、“一定の要件”が必要になった。産業医になるためには、日本医師会の『産業医学基本医研修』、産業医科大学の『産業医学基本講座』などの研修を修了する必要があ

る。

2）産業医学講習会は、認定産業医をもっている医師が労働衛生コンサルタントを受験する際の講習会として位置づけられている。3日間の講習会を終了すると労働衛生コンサルタント（保健衛生）試験の筆記試験が免除される。

3）人間の日内リズムは、約1日周期で動いている。実際には25.6時間の周期で、日周期より長い。昼は活動し、夜は眠るというリズムである。

4）21世紀に向けて、"健康日本21"対策がたてられている。

5）GOT、GPTは細胞が壊れた時に血液に漏れ出てくる細胞内の酵素で、細胞崩壊の指標、とくに肝機能検査に利用される。

6）平成9年に「健康保持増進のための指針公示2号」として、「事業場における労働者の健康保持増進のための指針」が公示された。

第2章　健康を守る（健康管理業務）

その1：健康診断結果をみて
－支店嘱託産業医の報告－

　嘱託産業医をしている、ある企業の北九州支店の健康診断結果をみて、意見書を安全衛生委員会に提出した。

　以下その結果報告書である。

1　はじめに

　近年、労働力の絶対数の不足と労働者の高齢化が指摘されています。当支店も例外ではありません。

　労働力の絶対的な不足に対処するために、海外からの外国人労働者の受け入れを決定したり、労働力の不足を長時間残業で補ったりしています。

　また、高齢化は、従業員構成表をみても明らかです（表1）。40歳以上の従業員は、昨年度353名中235名（66.6％）、本年度380名中265名（69.7％）と70％に到達しようとしており、高齢化が極端に進んでいます。また、30歳代の従業員が10.8％と非常に少ない従業員構成を考慮しますと、今後少なくとも10年間はこの傾向が続くことは確実です。

　従って、今や、当支店にとって"心もからだも健康な"マンパワーを持っていることが最大の財産であると言い切っても過言ではないと思います。高齢化が進む従業員の健康状態をチェックし、支店の財産としての従業員の健康状態を評価するために健康診断結果をまとめるのが、本稿の目的です。

表1：支店従業員の年齢構成

年　　齢	昨年度 人　（％）	本年度 人　（％）
＜30	71　（20.1）	74　（19.5）
30～40	47　（13.3）	41　（10.8）
40＜	235　（66.6）	265　（69.7）
合計	353　（100.0）	380　（100.0）

2 方法と結果

　資料として、昨年度の成人病健康診断結果と本年度の定期健康診断結果を利用しました。定期健康診断は従業員全員が受診し、成人病健康診断は40歳以上の従業員が受診しています。40歳以上では、胃・十二指腸検査以外の検査項目は、2つの健康診断で同じです。

　表2は、2つの健康診断により異常が指摘された受診者数が多い検査項目のうち件数が多いものを並べました。血圧、肝機能、糖代謝の3項目で、異常件数の54〜55％を占めており、成人病健診での異常件数の多い胃十二指腸の異常を入れますと全件数の77％にも及びます。これらの項目は典型的な成人病[1]で見られる異常項目ばかりです。さらに、ここに挙げた各項目について定期健康診断と成人病健康診断とを比較してみますと、前者における肝機能検査の異常件数が半数に減少した以外は、各項目の件数はよく一致しています。

　このことは、昨年度の成人病健康診断を受けた40歳以上の従業員の異常件数が、そのまま本年度の定期健康診断における支店全体の異常件数として反映されていることを物語っています。定期健康診断では、異常件数が30件ほど減少しておりますが、全異常件数は依然として150件以上あり、異常所見に対する改善策がなされることなく、放置されたままのものが多い可能性が大きいようです。

　次に、表3に示しましたように、事業所別に異常所見件数をみてみますと、A事業所が全体の40％を占め、ついで、B事業所（13〜16％）、C事業所（11

表2：健康診断結果に基づく主要異常検査項目

検査項目	成人病健診(昨年度)	定期健診(本年度)
血圧	38/181件（21％）	40/151件（26％）
胃・十二指腸	40/181件（22％） スタッフ 4/9件（44％）	
肝機能	40/181件（22％）	20/151件（13％）
糖代謝(糖尿)	22/181件（12％）	23/151件（15％）

表3：事業所別異常件数

主要事業所	平均年齢（歳）	成人病健診（昨年度）	定期健診（本年度）
A 事業所	46.6	73/181件（40%）	60/151件（40%）
B 事業所	44.4	29/181件（16%）	19/151件（13%）
C 事業所	44.3	20/181件（11%）	18/151件（12%）
D 事業所	44.5	19/181件（10%）	17/151件（11%）

～12%）、D事業所（10～11%）と順に続きます。A事業所の異常所見数が高いことについては後に詳しく述べます。二つの健康診断結果での異常所見件数の減少は、A事業所13件（9%減）、B事業所10件（7%減）でありましたが、C事業所（2件減）、D事業所（2件減）では、ほとんど減少は認められません。間接部門のスタッフでは胃十二指腸異常が異常所見の44%を占め、職種による異常項目の差についても検討する必要があります。

　以上、結果をまとめますと、①40歳以上の従業員の異常所見が、全体異常所見の54～77%を占める。②異常所見の40%は運転業務を中心とするA事業所でみとめられた。

3　健康診断結果の総論的な考え方

　①については、成人病全体に対する取り組みを検討しなければなりません。全従業員の平均年齢が44歳である当支店においては、成人病予防は、最も重要な課題の一つです。今までみてきたように、従業員の2人に1人が高血圧、肝機能障害、糖尿病などの異常を持つ成人病予備群になっている事実は非常に重要です。一方、異常所見を持つ本人たちも異常所見を知りながら、放置したままでいるのは、自覚症状があまりないからです。とくに、糖尿病などでは、自覚症状がでるまで放置されることが多く、自覚症状がでた時には、失明や腎不全などの不可逆的な状態に病状が進行してしまっている例があります。失明すると職場を失いますし、腎不全になりますと、週3回、1回3時間の人工透析を一生涯受け続けなければなりません。支店としても、健康保険の支払いがかさみ、赤字に転落することになります[2]。本人の人生計画も破綻をきたす結果になります。

1）健康診断結果の有効利用法

　このような悲しい結果にならないためにも（現実には生じています）、健康診断結果をもっと有効に生かす方法を検討してみる必要があります。

　まず、検査結果が示す意味を十分に理解できるように指導することが必要です。とくに、検査値の経時的変化に注意して下さい。成人病はある日突然にくるのではなく、諸検査値は正常域内を何年もかけて上昇し、ついには正常域を越えてしまうのですから正常域内においても検査値の時間経過に各人が注意し、異常になる前に予防策をたてることが重要です。従って、現在は異常と判定されない従業員も測定値が上昇の兆しをみせた時には、すぐに健康相談で指導することを提言します。

　健康診断の検査所見は、産業医の所有物ではありません。従業員一人一人の貴重な個人データですからもっと有効利用してください。このためには健康教育が必要です。教育には時間が必要ですし、教育効果は即時にはみられませんが、長年の積み重ねが支店のマンパワー（健康な労働力）となるのです。

2）健康教育

　現在の支店での健康教育の第一課題は、自分はいつまでも若くはないということを知ってもらうことだと思います。中高年齢者の身体的特徴の一つは、予備能力の低下です。若い時には、徹夜で仕事をしても大丈夫であったのに、近頃疲れが残る、風邪を引きやすい、酒が残る、などの自覚症状が感じられることもあると思います。回復力、免疫力、肝機能、すべての機能が、加齢によって低下します。この機能低下をいかに小さくするかが大切です。実際の暦年齢と生物学的機能を表わす年齢との差は、20歳代では、3～4歳ですが、60歳では、20～30歳と個人差が広がってきます。特に、40歳を境に機能低下の傾きが加速されますので、この時にできるだけ低下を防ぐ方法（例えば、運動などを習慣づける）を行い、健康の保持増進を計ることが大切です。

3）健康測定

　健康教育の第二課題は、従業員の一人一人に健康状態を把握してもらうことです。個人の健康状態を把握するために健康測定を行う必要があります。個人個人の健康状態を知り、健康に対する作戦をたてるためで、他人と競争することではありません。各個人が自分の健康に対して関心を持ち、自分の

健康を自分で守ることを楽しんでくるようになるまで健康意識を高めたいと思っています。

4　健康診断結果についての具体的な考え方

1）A 事業所の現状報告

　総論的な話はさておき、具体的な事例として、結果②でも取り上げましたA 事業所の例を検討してみます。

　運転業務を中心とする A 事業所では、顧客の都合に時間をあわせるために業務が不規則になり、それに応じて睡眠や食事も不規則になってきます。人は日内リズムを持っており、昼活動し、夜眠るようになっております。睡眠や食事が不規則になると、生活リズムも不規則となり、日内リズムも狂ってきます。この日内リズムの狂いを調節する能力は、年齢とともに低下してきます。眠るために酒を飲む機会が多くなるうえに、外食が多くなり、ラーメンをおかずに大盛りのライスをたべるラーメンライスのような脂肪と炭水化物中心の食事となって、食塩過多、エネルギー過多が重なり、さらに成人病の誘因を作っています。

　その上、事業所への帰社時間が遅く、今まで、健康相談を受けることもできませんでした。そこで、今回、産業医と保健婦が運転業務従事者の帰社時間に合わせて、健康相談を行いました。

　成人病の誘因としては、運動不足、過食・過飲などの食生活の乱れなどを含めた生活習慣の乱れによることが多いので、健康相談ではこの点を中心に話しました。残念なことに、何人かの従業員は、すでに疾病が発生して病院の医師の管理下にあり、本人は生活習慣を改め、改善努力をしているにもかかわらず、検査所見が改善しない不可逆的状態になっており、有所見段階で注意を促し、生活習慣の改善・検査所見の改善へと導く健康相談の時期が少し遅すぎたように思いました。

　もう一つ残念なことは、このような貴重な経験がその職場で生かされておらず、第二の患者がでていることです。ただ、運転手は基本的には一人で車を運転しており、それぞれが独立した存在ですから仲間意識が生じにくいのかもしれませんが、病気に至るまでの経過、病気との闘いの貴重な経験は、

職場で第二、第三の犠牲者が出ないようにするために十分に活かされなければなりません。

2）他の事業所での現状報告

　運転業務だけでなく、職種によりそれぞれの特徴に応じた対策が必要です。倉庫業務を主とするＢ事業所は、季節により温度差の大きいところです。夏は蒸し暑い環境での作業、冬は風の吹きすさぶ環境での作業と、温度差が大きいので、高血圧の従業員には、急激な温度差に対する対策が必要です。また、交替勤務者では、深夜勤のあとの入眠困難のために、酒の力を借りて入眠する人が多く、肝機能障害の問題があげられます。

　間接部門のスタッフの胃十二指腸異常も特徴的です。スタッフでは、成人病健診での９件の異常所見のうち４件（44％）が胃十二指腸異常です。仕事そのものは、軽作業に入るものですので、その誘因としては、"メンタル"なものにあると言ってもいいと思います。労働衛生週間のスローガンにも"心とからだの健康"が取り上げられましたが、この"心の健康"はこれから支店としても真剣に対応しなければならない課題です。その第一歩は上役が部下の話を十分聞くことから始まるとされています（積極的傾聴法）。コミニュケーションが十分とれていなければいけないわけです。昔は５時以降の居酒屋での会話により一種の"日本的なコミニュケーション"が維持確立されていたのですが、現在では各人がマイカー通勤をしているために、このような機会も少なくなっています。従って、勤務時間内に会話をする機会が必要です。とくに上司は各個人との面談の時間を個別に作る必要があります。今年は各事業所長による各従業員との面談が試みられました。その成果は各事業所長自らが評価し、安全衛生委員会でも報告されているところです。この試みは今後も日常業務に組み込まれていくべきだと考えます。

3）支店現状の総括

（1）高齢者の生理的変化への対応

　以上総括しますと、平均年齢が44歳という高齢化した労働力をもつ支店では、成人病（生活習慣病）に対する取り組みはもちろん、高齢者の生理的変化に対する対策にもかなり精力的な取り組みが必要です。高齢者の特

徴は、前にも述べましたように、すべての機能低下、とりわけ、予備能力の低下です。たとえば、いわゆる"老眼"は眼の遠近調節の低下です。この際、眼の明暗調節の低下も起こります。そのため、倉庫業務等では、暗い作業場での仕事がやりづらくなりますので、作業環境の照度を明るくすることが必要です。デスクワークでも全体照明の他に手元にも照明を置くことが推奨されています。さらに、高齢者では、感染に対する予備能力の低下も認められ、仕事の疲れが思わぬ疾病として、心やからだに現れてくることになりかねません。自分を過信しないことです。

(2)　健康管理への提言

　健康管理の基本は各個人が自分自身の健康管理を自ら行うことですが、実際のところ十分ではありません。そのために、各事業場ごとに、労働省が推奨している安全衛生推進員を選出し、この人を中心に健康管理を押し進めて行くことを提言します。さしあたっては、この推進員の教育と指導を確立することが急務です。

　次に、成人病の予防の第一段階として、現在成人病と闘っている支店従業員の貴重な体験記録を成人病奮闘記として小冊子にまとめておきたいものです。

　さらに、産業医、保健婦、安全衛生担当者からなる健康推進委員会が中心になって健康の保持増進対策に対する取り組みを推し進め、"成人病を作らない"対策を推進します。

　その際、産業医の立場からすれば、気軽に相談に来て欲しいということです。産業医は一般の臨床医とは違って、病気の患者さんを診るのではありません。健康な人の健康を保持し、病気にならないように指導するものです。病気になった人はそれぞれの診療科の専門医の指導を仰ぎます。従って、すこしでも普段と違う点に気がついたら、気軽に産業医を中心とする健康推進スタッフに相談してください。

5　おわりに

　産業医が暇を持て余すような状態になれば支店はますます活気が満ちあふれ、営業成績が今以上に上昇することは間違いありませんが、急速な高齢化

を迎える支店の状況では、まだまだ産業医の活躍する場面が多いことと思います。

6 結論

1）健康診断の結果では、支店従業員の2人に1人は成人病予備群であり、この傾向は今後10年は持続するものと予想されます。

2）このために、成人病予防は支店の重要課題の一つです。

3）成人病予防対策として次の通り提案します。

　①　現在成人病と闘っている支店従業員の貴重な体験記録を成人病奮闘記として小冊子にまとめること。

　②　健康教育に支店全体で取り組み、健康診断結果の有効利用と中高齢者の生理的変化等についての健康教育を進めて、健康意識の向上を計ること。

　③　健康推進委員会の確立と各職場での安全衛生推進員の選出を行い、"成人病を作らない"対策を推進すること。

注1）「成人病」という名は、「生活習慣病」という名によびかえられているが、この本では、旧名の「成人病」という名を使用することもある。

　2）糖尿病で腎不全に陥り、透析が開始されると、健康保険の支払いは、60〜80万円/月となり、本人が支払っている健康保険料の30〜40倍の金額が健康保険組合から医療機関に支払われる。つまり、健康保険組合員の30〜40人分の保険料を1個人が定年まで取り続けるということで支店だけでなく、中小の健康保険組合でも、早晩収支は赤字に転落する。

その2：新婚肥満症候群

1　『エネルギー出納に気をつけよう』

　現代人にとって、肥満は健康の大敵だと言われはじめてかなりの時間が経過するが、肥満傾向は続いている。一般に体重の増減は、補給されるエネルギー量と消費されるエネルギー量とのバランスで決められ、補給されるエネルギー量が消費されるエネルギー量より多くなれば、その分エネルギーが体内に蓄積される。このエネルギー出納のアンバランスが肥満・成人病へとつながる。

　この当り前のことが守れないのは具体的な数字と結びつかないからである。現代人のグルメ志向による脂肪、アルコール、間食の取りすぎによる過食とはいったいどんなものなのか。また、自分の手足を動かすことがなくなったための過度の運動不足による消費エネルギー量の非常な低下とはどのようなことなのか、具体的なイメージがわかない。例えば、昼食に中華料理チェーン店でチャーハンと餃子を食べ、まだ少しもの足りない気がして、隣のファーストフードショップでビックマックとフレンチポテトを食べたとすると総計2,000kcalにもなり、成人のほぼ一日量が摂取される。晩酌を含めた夕食や朝食、間食は余剰エネルギーとして、脂肪に蓄えられる結果となる。

　この余分なエネルギーが脂肪に蓄えられている結果、人は水だけ飲んで、1ヶ月程生きることができるわけで、人類誕生以来、食糧を捜し求めてさまよい歩き、慢性的に飢えてきた人間の大きな知恵なのだ。ところが、今の飽満と機械化による運動不足の時代には、これがあだになっている。1枚のひよこサブレをおやつにつまむと100kcalで、これを消費するには30分歩き続けなければならない。わたしたちは、摂取エネルギーは過小評価し、消費エネルギーは過大評価する傾向があるようだ。

　肥満を予防するには、原則的にはエネルギー出納を負にすることであり、食事や運動によるエネルギーの収支に普段から関心を寄せることが最大の良策であり、健康の保持増進のためにも運動と栄養がとくに重視されている。

2　義理飯

　有所見者の健康指導が一段落したあと、ふたりの若い従業員が、相談室に入ってきた。

　「特別病気のことではないのですがよろしいでしょうか。」

　「なんでもいいですよ。」と答えた。

　「実は最近結婚したのですが、2ヶ月で2kg体重がふえて、独身時代にはいていたズボンが入らなくなってきました。」

　「僕は、結婚して6ヶ月になりますが、6kg体重がふえて、お腹がでてきました。」

　「それは、新婚肥満症候群ですね。」

　「はあ？。」

　「義理飯です。奥さんはあなたに満足のゆく食事をしていただきたくて、一生懸命料理の本と首っぴきで、夕食を作っています。それも大体4人分です。料理の本には大体4人分で書かれていますから。あなたはいままでの寮や居酒屋での食事とは違い、家庭の味でおいしくいただけますし、また、奥さんがせっかく一生懸命作ってくれたのだから残してはいけないという義務感から無理して残さずに全部たべてしまいます。あなたの様子を見ていた奥さんは、この人4人分も作ったのにまだ足りないのかなあと思い、翌日もう一品余分に料理を作って食卓に並べてくれます。そうすると、あなたは前にも増して義務感からこれも平らげてゆきます。この状況が続いていきますと、多量の食事があたりまえのようになってきます。これは過剰摂取で、義理飯と呼んでいます。」

　「うちの家庭にそっくりです。」

　「もう一つの義理飯といいますのは、急に急ぎの仕事が入り残業しなくてはならない状況になると、会社で夕方弁当を取ったりします。独身のときにはそれで夕食は終わりにしましたが、結婚しますと、家に帰れば奥さんが料理の用意をしてくれていますので、帰宅してまた夕食を食べてしまい、弁当分が食べ過ぎになってしまいます。

　また、それじゃ食べずに空腹のまま遅くに帰宅して食事をしますと、空腹のために食べる速度が速くなり、どうしても過食気味になりますし、食後す

ぐに寝ることになってしまいます。これでは、エネルギーが貯る一方です。」

「なるほど。」

「また、主婦が肥える 3 つの状況（TRIAS）があります。

　①　残るともったいないから

　②　味見という "つまみ食い"

　③　ながら喰い

です。彼女も独身のときには当り前であった残すという行為も、主婦になるともったいないということになって余分にたべすぎてしまいます。

　味見は、特にテンプラの時など味見といいながらつまみ食いをしてテンプラが揚がり終った時には、主婦はすっかりお腹が一杯になっています。

　ながら喰いは、テレビをみながら、おしゃべりをしながらたべていると、どれだけ食べたか分からないほどたべすぎてしまいます。

　この話を主婦達にしますと、その通りだといって笑いころげますよ。

　最後に、アメリカの栄養学雑誌に載っていた "食べ過ぎを抑えるテクニック" についてご紹介しておきます。

　　1）口の中に食べ物が入っている時には、箸を置く

　　2）よく噛んでから、呑み込む

　　3）一度にたくさんの食物を用意しない

　　4）いくらか残す

　　5）食事中に小休止をとる

　　6）食事中に読書したり、テレビをみたりするなど他のことはしない

などがあげられています。

　いずれにしても、肥満はエネルギーが体内に余分に貯ったために起こることですので、奥さんと二人でゆっくり話し合って下さい。」

「そうします。ありがとうございました。」

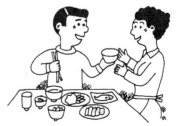

　健康指導や健康教育も、自覚症状がない有所見者の動機づけのための指導はなかなか骨が折れる仕事であるが、このような健

康な人の生活指導を含めた健康教育は、今後の健康の保持増進に大いに役立つことであると確信するエピソードであった。

　産業医にとって今日のように気軽に自分の悩みの相談にきてくれることはとてもありがたいことである。産業医は一般の臨床医とは違って、病気の患者さんを診るのではなく、健康な人の健康を保持し、病気にならないように指導するものであるから少しでも普段と違う点に気がついたら気軽に産業医に相談してほしいと思う。これからも彼らとの話合いを続けていくことにしよう。

3　カロリーカウンター

　もともと、この工場での今日のような健康相談は、前工場長の健康指導を始めたことから始まった。彼は前任地から体重減少を行うように指摘されていたにもかかわらず、なかなか成功せず、私が運動習慣獲得ための動機づけとして研究していた加速度計を加味したカロリーカウンターを身に着けさせ、毎日の運動量と体重を記録させたことから始まった。

　はじめの2週間は、毎日のように電話で経過を聞いて、激励していた。彼は数字で自分の日常生活の身体活動を評価することに興味を示し、たとえ数分の短い時間であっても、毎日毎日記録をつけることが自分の日常生活の絶好の反省時間であることに気がついた。

　そのうち、運動を毎日続けるにもかかわらず、体重減少があまりすすまなくなった時に、いままでのつき合い酒を中心とした食生活が効果を半減している原因であることに気がつき、食生活を節制しだした。

　一度、二人で食事をする約束をしたことがあった。この際も夕食だと飲み過ぎになるので昼食となった。昼中からあまり飲むわけにも行かないので摂取エネルギー量も抑えられるというわけである。

　彼はその後も日常生活の改善に努め、食生活を節制し、運動も立派に続けている。現在、2年経過し、私の自慢できる優等生の一人である。

　そのうち、彼にも、"私の健康法"と題して、講演をしてもらおうと思っている。

その 3：ある支店長の入院

9 月25日

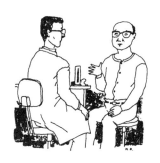

　夕方 5 時頃、支店長より電話がはいった。

　「この 2 ～ 3 日、微熱が続き、寝汗をかくなど、調子が悪かったので、かかりつけの近くの医院を受診しました。胸部 X 線写真を撮ってもらったところ、胸の一部が白くなっているので、精査・加療するようにと市民病院を紹介されました。肺の一部が白くなっているとは、どんな病気なんでしょうか。」との質問であった。

　「X 線で白くなるのは、肺に空気が入っていないからです。レントゲン写真というのは、影絵をみているものです。金属、水、空気の X 線の吸収密度が違いますので、この違いによって見分けるのです。ふつう、肺には空気が入っていますので、air density といって、黒っぽくなるのですが、白っぽくなっているのは、空気が入らず、細胞や水が入っているか、空気が入っていない状態です。この空気が入っていない状態が、無気肺で、空気が入る通路、気管支がなにか塊で詰まってしまうためにおこることが多いです。また、細胞や水（浸出液）が肺胞にでてきますと、このために白っぽくなります。これが炎症です。

　「肺陰影の場合、先ず頭に浮かぶのは、肺癌です。支店長はタバコの方は。」

　「一日30～40本ぐらいですかなぁー。」

　「それは、可能性があります。しかし、肺の上の方ですと、結核が多いです。結核をやられたことがありますか。」

　「若い時に、肺浸潤をやりました。」

　「それでは、結核ですね。最近、中高年者の結核が非常に多いです。先日、私の母も結核が背景にあって、ショックをおこし、心不全で死亡しました。とにかく、はやいうち、病院を受診してください。」

　「わかりました。そうします。」

9月26日

　朝、安全衛生課長に電話した。

　「もし、結核で、結核菌を空中に撒き散らしている開放性ならば、職場の消毒も考えておかなければなりませんね。」

　「わたしも、そのことが心配なんです。今、支店長がみえました。今から病院に行かれると思います。それから、健康診断で、肺尖部の陰影は以前から指摘されているのですけれど、この健康診断の個人票も病院に持っていってもらいます。」

　夕刻、支店長室に電話。

　「どうでしたか。」

　「即刻入院するように言われました。結核ですと断言されました。しかし、今、次長も変わり、大変ですので、一週間ほど待ってもらい、10月8日に入院することにしました。入院後すぐに、気管支ファイバーをするとのことです。」

　「結核でも、肺癌の合併が多いので、それを除外診断するためでしょう。ところで、ここのところ仕事の方は忙しかったですか。」

　「ええ、夏休みも取らずですし、9月22〜24日までの連休中もずっとゴルフでした。ゴルフ中、少し疲れがひどかったので、医者に行ったのですよ。」

　「それは、働きすぎです。働きすぎて、免疫機能が落ちて、今までおとなしくしていた結核菌の活動を活発にしてしまったのかもしれません。十分に休養を取られていたらこんなことにはならなかったかも知れません。この際、ゆっくりまとめて静養されてください。」

　「ゆっくり本でも読んで勉強します。」

10月5日

　支店長室にて面談。

　「最近老人性結核が非常に多いんですよ。今、50歳以上の人は若い時に結核菌の濃厚感染を受けている人が多いので、結核は発病しなくてもじっと生きて潜んでいるのですよ。免疫力が低下したとき、結核菌が活動化する機会を与えられることになるのです。

　今年の夏は、異常に暑かったし、休みも取られなかったので、免疫機能が落ちていたのかも知れません。」

　「老人ですか。これは少々厳しいですな。私は若さを保つために、朝ジョギングをしております。最近、少し疲れ易いと感じたので、こりゃジョギングでもやったらよかろうと、その朝もジョギングをしたんですよ。」

　「疲れている時に、ジョギングをすれば免疫機能をおとしますよ。私はリンパ球機能を指標にして、実験したことがあるのですが、強い運動はかえって、免疫機能を落とす結果になっています。」

　「そうですか。まあゆっくり休みましょう。」

　「ところで、結核菌の検査はやられましたか。」

　「ええ、胃液をとられ、先日、喀痰検査もしました。」

　「結果は」

　「わかりません。もしもの時はよろしくお願いします。」

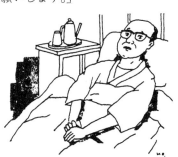

10月8日
　入院
　病棟は西300号。主治医　山口 Dr。

10月9日
　気管支ファイバ〜検査
　朝、大学の呼吸器内科の松田 Dr に電話して、結核予防法、開放性結核の際の消毒についてきいてみた。

　松田 Dr の言。大学では開放性の結核患者は、あまり入院させないし、非開放性であれば、結核として届出はしないとのこと。その処置については、保健所に友人がいるので尋ねてあげるとのことであった。後刻電話があり、友人は産休で休んでおり、自宅も留守で連絡がとれず、お役にたてず申し訳ないとのことであった。

　市民病院へも、大学の呼吸器内科から医師を出しているとのこと、山口 Dr も大学出身であるとのこと。

　夕刻。気管支ファイバーの結果を山口 Dr に電話した。

「肺癌はなかったです。塗抹サンプルは一応病理検査に出しましたが、症状などから考えて、結核を疑っております。以前鎖骨上にあった陰影が鎖骨下まで拡がっていますので、活動性になったのだと思います。」

「ところで、排菌しているのですか。」

「いえ。排菌していません。」

「どれくらい入院期間がかかりますか。」

「これから、感受性も含めて検討し、結核療法を始めますので、最低1ヶ月は必要と思います。」

さっそく、安全衛生課長に電話。

「（開放性結核でなく）よかった。」との一言。

市民病院、西棟300号室に電話。

「気管支鏡はいかがでしたか。」

「うーん。まあ死ぬことはないと思っていました。」

「結果はよしとのことでしたし、排菌もしていません。」

「そうですか。それはよかったです。」

「ゆっくり、病院で勉強してください。」

10月16日

主治医に電話。

「抗生物質で肺の陰影が消えてきているので、結核でないのではないかと思っております。」

「といいますと…。」

「弱毒菌のヘモフィリス・インフルエンザあたりではないかと思います。」

「抗結核剤ではなく、抗生剤に反応しているのですね！それはよかった。やはり、疲れが原因ですか。」

「おそらく、そうだろうと思います。」

病室に電話。

「おめでとうございます。結核でなかったのですね。ほんともう少し休養をとられていれば、入院することもなかったですのに。この際、身体全体をチェックされたらいかがですか。」

「ええ、私も、そう思っております。」

10月18日

「結核ではなくても、この際人間ドック的に検査をして下さいとの希望ですので検査をしています。」との主治医の電話での応答。

「ところで、なにか出てきましたか。」

「いえ、ほとんど何もありません。ただ、胆嚢ポリープが１つあります。」

10月24日

支店長に電話。

「勉強されてますか。」

「ええ、していますけれど、見舞い客が多くて、かえって落ち着きません。」

10月31日

主治医に電話。

「退院は11月５日に決まりました。人間ドック的な検査でも胆嚢ポリープが見つかっただけです。これは経過観察します。」

「すると肺陰影は、弱毒菌のヘモフィリス・インフルエンザによる肺炎と考えてよいでしょうか。」

「そうだと思います。結核によって気管支拡張症もありますので、何度か繰り返し感染をおこして、今回のようなことになったのだと思います。抗生剤は２週間ぐらい投与して、治癒しました。」

「本当にお世話になり、ありがとうございました。」

すぐに支店長に電話。

「おめでとうございます。11月５日退院だそうで。」

「ありがとうございます。」

「十分に勉強なさいましたから、出社された時には、支店の方針もすっかり変わっているのではありませんか。入院されて、健康についての認識も十分身につけられたことと思います。従業員の健康対策にも新方針をお願いいたします。」

11月5日

　退院。

11月8日

　出社。

11月9日

　九州地区担当安全衛生者会議。支店長は是非この会議に出席して、支店の部下の活躍ぶりをききたいとのこと。──すっかり、もとのワーカホリックの状態に戻ってしまったのか。

12月4日

　支店長室にて面談のため、昼休みの支店長室を訪ねた。部屋には『安静中』の札がかかっていた。

　「昼休みはすべての業務を中止して、安静にすることにしています。昨日も少し調子が悪いように思いましたので、はやく自宅に戻り、7時30分から寝ました。疲れは貯めないようにしています。たばこも、最低1時間は吸わないようにしています。」

　入院して、じっくり自分、健康について考える時間をもたれたようだ。

『産業医の職務』

　健康管理には(1)　健康診断及び事後措置など7つの大項目が掲げられている。そのうち

　(2)　疾病管理

　　疾病をもっている労働者に対して、療養の指導、専門医療機関を紹介し、主治医との連絡を密にとること。

　(3)　防疫管理

　　伝染性疾病に対する予防措置ならびにこれに関する指導すること。

　の2項目について考えさせられた一件であった。

その 4：家族の健康相談

　各事業場とも従業員に対しては年に一度の健康診断を実施している。従業員は毎年"判定 A（異常なし）"の結果判定だけを見て、検査成績の内容を見ずに放置しておくことが多い。それでも従業員本人は年に一度の定期健康診断によって一定のチェックを受けている。しかし、従業員の家族、とくに専業主婦は健康診断を受けるために保健所などに出かける人はほとんどなく、早期発見の機会を逸することも多い。家族を含めた従業員の健康をいかに守るかは企業にとっても大きな問題である。

6月1日

　朝、以前北九州支店の安全衛生を担当し、福岡支店に栄転した安全衛生担当部長より電話が入った。

　電話の用件は以下のとおりであった。

　福岡支店の総務課長の妻（42歳）が喉頭腫瘍と指摘され、手術を勧められている。しかし、妻は不安がって、入院にちゅうちょしており、夫の課長は仕事も手につかず、部長に相談にのってほしいと言ってきた。

　「喉頭腫瘍とはどんなものですか。」と尋ねられ、喉頭腫瘍の内容がもう一つはっきりしなかったので、「声帯ポリープですか。喉頭癌ですか。」と聞き返してみたが、要領を得なかった。そこで、「声が嗄れたために医者にかかったのですか。」などと尋ねてみたがはっきりせず、それぞれの場合について説明した。

　午前中、北九州支店管轄の事業場の巡視と健康相談のあと、福岡支店に立ち寄ってほしいとの依頼をうけた。ご主人の課長に紹介され、昼食をしながら詳しい話を聞いた。

　「甲状腺の腫瘍で、手術で摘出する必要があると、市民病院で説明されたのに妻はぐずぐずしてどうしても入院手続きを取ろうとしない。」とのことであった。喉頭ではなくて甲状腺であった。

　彼の自宅は福岡支店から車で20分ぐらいのところだということなので、ヘルメット姿の巡視服で課長と一緒に自宅へ出向いた。

自宅についてみると、奥さんは産業医に対する知識などなく、ヘルメットに安全靴という医者の姿に驚きの色がかくせなかった。しかし話を進めるうちに、自分の容態や心理的な苦悩を話しだした。

　「自分の親しい友人で乳ガンの人がいて、手術で乳房切断術をしたんです。自分もそのようにみにくくなるかと思うと恐ろしくて仕方がありません。また、つい最近東京本社から転勤してきたばかりで、親しい人も近所にいませんので、夫や一人息子が、自分が入院したときに、炊事や洗濯などの日常生活をうまくやって行くだろうかと考えると心配になってしまいます。」

　「残された人の生活は、何とかなるものです。私の恩師は、不幸にも40歳そこそこで奥さんを心筋梗塞でなくされましたが、男の子二人と立派に生活されています。いつも男三人合宿生活をしていると言われています。ご主人と御子息に合宿生活を楽しんでいただいたらいかがですか。やればできますよ。そんなに家族のことばかり気にせず、思い切って入院されたらいかがですか。」

　「自分でもそう思っているのですが、どうしてもちゅうちょしてしまうんです。入院して、このまま帰れないのではないか、身のまわりの身支度もきちんとしておかなければ……と考えると、心配で落ちつきません。

　しかし、こうして話を聞いてもらっていると、そんなことを考えても仕方ないと思えてきましたので、明日にでも入院手続きにでかけます。」と、決意してくれた。

　職場で、いくら効率よく仕事をしようとしても、家庭を守る妻や子供たちが病気になると、職場での仕事が手につかなくなる。核家族化が進んだ現在の状況では、家庭の各構成員が健康であることを大前提として生活が計画されている。家族が心身ともに健康であることが快適に仕事ができる必須条件である。

6月20日

　手術。

　「甲状腺腫でした。組織をみて最終診断はしなければなりませんが、肉眼的には悪性変化はなかったです。」との主治医の談。

この間、何度か会社に電話をして、ご主人に奥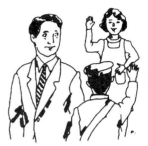
さんの様子を聞いてみた。はじめの2～3回は普
通に電話口にでて奥さんの病状を話してくれた
が、その後はご主人本人が電話を取っているのが
声から察知できるのに、彼は席をはずしていると
言って居留守を使うようになった。

職場に家族のことを持ち込みたくないのかも知
れぬと思い、そっとしておいた。こちらの行為を悪く解釈されたようで後味
の悪さを感じた。

7月22日

ご主人と奥さんの二人で退院の挨拶に私の自宅にこられた。

甲状腺は半分残存しており、頸に少し傷跡がある程度で、全身状態もよく、
元気であった。

「病院の先生はあまり説明をしてくれない。」との不満があった。

矢継ぎ早の質問に、できるだけ分かりやすく丁寧に説明をした。

11月1日

その後のフォローアップとして、自宅に電話した。

「病院の先生にもう何もすることがないと言われました。ところで、このご
ろ便秘気味なんですが、甲状腺と関係ありますか。」との質問をうけた。

「あまり関係ないと思いますよ。」と、便秘の原因について説明をした。彼
女たち主婦の健康に対する疑問に答える人がいないようだ。

衛生週間の産業医の一言

この年の労働衛生週間のスローガンは、「健康です！心とからだ快適です！
わたしの職場」でした。これは、労働者の健康を心身両面より支えようとし
たものです。そのために健康診断項目も大幅にふえました。病気になる前に
健康状態をチェックし、健康障害を起こす危険因子を取り除こうとするもの
です。さらに、こころの健康（メンタルヘルス）にも十分に配慮するように

なりました。

　しかし、心とからだの健康は職場だけで管理できるものでないことが明らかになってきました。労働者の高齢化とともに、年々増加している成人病も、もとをただせば、運動不足、過食、暴飲などの食生活を含めた生活習慣の乱れであることが指摘されています。

　さらに、家庭内に心配事やもめ事があっては働くひとの心の健康は守れません。妻や子供、親が病気になると、看病や家事などで、職場での仕事に支障をきたしてしまいます。核家族化が進んだ今日、一人でも病人が出ると家族全員の生活が壊れてしまいますので、家族が健康であることが大前提として生活が計画されております。従業員だけでなくその家族が心身ともに健康であることが企業にとっても大変重要なのです。

　そのためにも、職場での健康診断結果は家族とともに検討することが必要です。夫のコレステロールや尿酸値が高いなどの成人病予備群の退治には、食事を担当する妻の理解と協力が最も必要ですし、妻や子供の笑顔があって、はじめて夫の健康も保てるのです。

　従って、労働衛生週間のスローガンも、「健康です！心とからだ快適です！わたしの家庭と職場」とすべきかもしれません。スローガンに「家庭が快適である」ことを取り上げなかったのは、多くの家庭では快適であることが当然であるからだと思いますが、この当然と思われている「家族全員の心とからだの健康」についてもう一度考えてみる必要があると思います。

その５：“身体がだらしい”
－肝臓疾患の健康指導－

　ホテルの産業医は、代表的なサービス業であるホテルを裏から観察できる機会が持てる。２ヶ月に一度の産業医契約であるが、危険や有害な業務が無い職場であるので、産業医の仕事の中心は、従業員の健康指導になる。一般健康診断（健診）も、人材こそが経営の要であるというホテルの経営者の判断から、法的に定められた最低の健診のほかに、ガン健診を含めた成人病健診として行うことになった。

　健診で所見があった従業員について、15分から30分の産業医による事後措置としての健康指導が行われる結果となった。時間の余裕があれば、所見のない従業員についても、健康教育が行われた。

　初めのうちは、病院以外で医師と話をしたことがないとちゅうちょしていた従業員も、業務の間をぬって、産業医の健康相談を行っているホテルの一室にやってくるようになった。

　T.U. さん（45歳）もそんな相談に積極的にやってくる一人であった。彼女は経理の仕事を25年も続けているベテランであった。４月末が年度決算で、いつも健康診断の前は一年中で一番忙しい時期であった。

　平成２年５月の健康診断結果では、なにも異常な所見はなく、このままの健康状態を続けて欲しいと一般的な注意をしただけであった。ところが、翌年の定期健康診断で、肝機能に異常が見られた。GOT 184IU/ℓ、GPT 311IU/ℓ、γ-GTP 25IU/ℓ と肝機能の指標となる酵素値が上昇する急性肝炎の症状があり、本人も「身体がだらしい（だるい）」と訴えたので、さっそく市民病院を紹介して、即刻入院加療ということになった。Ｃ型ウイルス抗原が陽性になり、Ｃ型肝炎として、ひと夏入院加療した。９月には、肝機能検査の数値も正常にもどり、現場復帰となり、面談した。

　彼女は、「輸血をしたこともなく、以前の献血の際にも、肝炎ウイルスについては陰性であった。だからウイルスがうつる機会がないのに…」と訴えた。

　「ただ、今年の決算前に、余りに疲れるので、仕事場の近くの医者に行き、ビタミン剤の注射を受けた。その際使用した注射器はガラス製で、注射針は

31

何度も使用したものであったから、その時にうつったのかもしれない。」と独り言をいった。今時、注射針を再利用している医院もあるのかと真意を疑ったが、この点については非常に微妙な話なので聞こえない振りをした。いずれにしても元気に復帰した。

　その年の11月、2ヶ月ぶりにホテルを訪ねた。彼女が一番に相談にやってきて、「身体がだらしい」と訴えた。肝炎ウイルスがあばれているのかも知れないので、肝機能検査を受けに行きなさいと指示した。翌日、早速、病院を訪れた。検査結果は、GOT 156IU/ℓ、GPT 320IU/ℓ、γ-GTP 20IU/ℓ であった。C型肝炎の再燃が考えられた。

　早速、面談した。

　「C型肝炎は、良くなったと思うと急に悪くなったりする過程を繰り返して悪くなっていくのです。今は、ウイルスが暴れて細胞を壊しているので、GOTやGPTといった細胞内にある酵素が血の中に漏れ出ているのです。細胞が壊れているのですから、入院して治療する必要があります。肝臓の細胞は再生する力が強いですから、入院して治療すれば良くなりますよ。」と説得した。

　しかし、「ついこの間まで、入院していたところですよ。入院して必死で治したのに、もう治らないのですか」と少々捨て鉢になっていた。

　「家にいて安静を取ると言ってもなかなかできないことだし、C型肝炎にはインターフェロン治療が効くと言われていますので、そのチャンスにかけてみたほうがよいのではないですか」

　しばらくの沈黙であった。

　「もう一度やってみます。実は主治医の先生からもインターフェロン治療を薦められていたのですけれど、なかなか踏ん切りがつかなくて…。」

　「インターフェロンは細胞がつくるウイルスを抑える成分で、この使用によりC型ウイルスが暴れるのを防ぐことができるのです。今、あなたの身体では、C型ウイルスは、身体の一部とみなされて、その増殖は思うがままになっています。インターフェロンはそのウイルスに一種の縄をかけるようなものです。わたしだったら、この治療に賭けます。」

　すぐに再度3ヶ月入院して、6ヶ月に及ぶインターフェロン治療を行った。3ヶ月後、週に2度のインターフェロン治療を受けながら職場復帰した。さ

っそく、健康相談に訪れた。

「何となく、だらしい感じがあります。それに髪の毛がよく抜けるのです。」

「今、あなたの身体の中でインターフェロンとC型ウイルスが戦っているのですから、身体がだるいのは仕方がありません。無理せず、高蛋白な食事をしてください。」

「豆腐と白身の魚を食べるようにしています。」

「髪の毛が抜けるのは、治療の副作用で、必要悪だと考えてください。もう少しで終わりますから、頑張ってください。」

その後も市民病院で、インターフェロン手帳に肝機能検査結果を記帳しながら、経過観察された。

彼女自身も少し"身体がだらしい"と主治医に相談し、肝機能検査をうけた。

心配されたインターフェロン終了後の肝機能の悪化もなく経過した。

平成5年以降の肝機能検査値をインターフェロン手帳から抜き出してみると、表1に示したようになり、検査値はすべて正常であった。

ウイルスの検査でも、ウイルス抗原が陰性になり、抗体が陽性になった。ウイルスもクリアされ完全著効の例となった。

平成4年に、九州から関西のほうに職を移した私であったが、年に一度このホテルを訪ねる。訪ねると産業医でもないのに、健康相談を開くことになる。一番最初に相談に訪れるのは彼女である。

「あの時、先生に言われて決意して良かったと思います。主治医の先生も一番インターフェロン治療が効いた患者の一人だと言われています。」

表1：肝機能検査の推移

年　月　日	GOT（IU/ℓ）	GPT（IU/ℓ）	γ-GTP（IU/ℓ）
5・5・19	15	10	8
5・11・8	18	15	8
6・5・23	16	11	6
6・11・18	17	15	12
7・6・21	16	11	9

「本当に良く治ったと思います。インターフェロン治療の効く患者さんは30％以下だと言われています。最初に決断したのが良かったのかもしれませんね。いずれにしても良かったですね。」

主治医も完全に治癒した一例と思っているようだが、彼女自身は定期的に検査を続け、インターフェロン手帳に記載を続けている。

対照的な肝炎の症例も経験している。

K.O.（38歳）さんは、大都市の近郊の町の建設部に努める技師であった。この町は、大都市の住宅事情の変化で、宅地化がかなり進んでいた。町が造成した宅地の測量等で多忙をきわめ、日中は現場で測量し、夕刻からは測量結果の整理と報告書に追い回されていた。残業も建設部で一番多かった。

健康診断結果では、以前から肝機能検査に異常が認められ、健康指導を行うために何度か呼出しをかけていたが、多忙を理由に一度も現れなかった。

彼の疾患は、B型ウイルス陽性の肝炎であった。輸血の既往はなく、おそらく母親から出生時に移る垂直感染であると思われた。肝機能検査の結果は、この2年ほどは GOT、GPT が200IU/ℓ で、要管理者の名簿に載せられていた。しかし、町の宅地造成作業に追われて、彼の日常生活は残業に継ぐ残業の生活であった。残業で疲れていたが、なかなか眠れず、睡眠剤がわりに酒をひっかけて眠る生活であった。

それでも、秋の報告書を出したあと、全身の倦怠感が強く、同僚の保健婦に相談し、産業医への健康相談を薦められた。

本人に会うのは、初めてであったが、名前だけはよく知っていた。本人に入院して、治療するように指導したが、業務が忙しいので、自宅で静養してみますとの返事であった。自宅では、3歳の男の子と、1歳の女の子の二人の子供がおり、なかなかゆっくりと静養する余裕がなかったし、自分の仕事が気になるのか何度か町役場に出かけていた。

建設部で彼を何度か見かけたので、こちらから押し掛ける形で、入院を薦めた。彼も疲れをかなり自覚していたらしく、翌週に市民病院を受診することを納得してくれた。

翌週、市民病院の肝臓外来を受診したところ、即刻入院ということになっ

た。B 型肝炎の急性増悪で、絶対安静となった。絶対安静だと、排尿もベットの上で行わなければならない。肝臓の細胞がかなりの勢いで破壊されているので、生き残った肝細胞の再生を待つのみである。

　入院による絶対安静が効を奏して、クリスマス前には、自宅への外泊を許されるほどに回復した。帰宅した彼は子供たちのためにクリスマスツリーを作ってやった。チカチカと光るデコレーションに子供たちも歓声をあげた。子供たちがこんなに喜ぶ姿は初めてであった。いつも子供たちが寝たあとに帰宅し、寝ている間に外出する生活をしていたからである。帰宅した自宅には、同じ職場の同僚も見舞いに訪れた。ビール抜きの乾杯をした。自分の身体と生活を守るように忠告してくれた。

　短い外泊であったが、楽しい家庭での生活を終えて、病院に戻った。3 歳になった長男は「パパ、早く帰ってきてネ。」と送り出してくれた。病院に戻ると、熱がでて、身体がどうしようもなくだるい感じを覚えた。急性増悪である。経過は急速に進行し、肝細胞が急速に破壊される劇症肝炎をおこし、正月を迎える30日の夜、38歳の若さで死亡した。

　この症例を契機に、町の安全衛生委員会では、健康診断結果の事後措置としての健康指導は業務命令で受けるように決議された。

その6：復帰診断 (1)

　今回は復帰診断についての話題を提供したい。

　この企業では休業日数が30日を超える傷病が発生した場合には、産業医の復帰診断を行うことにしていた。

　ある朝、早々の電話で、安全衛生課長から復帰診断の依頼が入った。アルコール依存症[1]で入院加療していた従業員の復帰診断であった。

　あと6ヶ月で定年退職をひかえた倉庫のフォークリフトの運転手（59歳）であった。入院時の医師の診断書は、『高血圧脳症兼アルコール依存症』で2ヶ月の入院加療を要するとのことであった。

　復帰診断依頼書の予備調査表の病状経過は、次のようであった。

　「一年前より、血圧が高くなり公立病院の循環器内科に通院し、投薬を受けていました。服薬しながら、2日に一回の割合で、1.5合ぐらいの酒を飲んでいました。

　今年6月18日の休日にどうも体がだるい感じがするので病院にいくと、すぐに入院しなさいとのことでそのまま入院しました。その日の夜から意識がなくなり、気がついた時には精神病院に転院し、2週間たっていました。

　精神病院の院長先生が2ヶ月ほど入院せよとのことで入院していました。8月19日、体の具合もよくなりましたので退院しました。」

　5年間の定期健康診断結果をみてみると、高血圧は指摘されているが、肝機能検査では、GOT、GPT、γ-GTPとも40IU/L以下で、有所見はみられなかった。

　職場の仲間の評価をきいてみた。入院前の業務内容は、玉掛け業務やフォークリフト運転業務に22年間従事するベテランであるが、入院以前にはフォークリフトで倉庫の柱に衝突したり、倉庫の品物を壊したりすることがみられた。あと6ヶ月で満期（定年）であるので、軽い職につけておいていてもいいではないかとの考え方も一部できかれた。

面　談

　アルコール依存症の従業員であるので酒量はかなり多いものと予想していたが、何度念をおしても予備調査表に書かれた1.5合より多くはならなかった。このような面談の場合には過小申告されることが多く、「1.5合まで飲んだのを覚えていて、あとはいくら飲んだか覚えていないのでしょう。」と冗談まじりに尋ねると、だいたい本当の量を聞き出せるきっかけになることが多い。今回はこの質問をしても答は同じであった。おそらく酒量は正直な申告であろう。酒は飲めないわけではないが本人のアルコール分解酵素（ADH）の活性はかなり弱いようだ。肝機能検査も正常であることからも納得の行くことだと思った。

　6月20日から7月4日までの2週間の記憶喪失も本当らしく、アルコールによる禁断症状によることが考えられる（後にアルコール依存症で入院した病院の主治医からも2週間の記憶喪失はアルコールの禁断症状であるとの確認をとった）。

　問題は、アルコールの量ではなく、アルコールを断つことができるかどうかということである。退院後今日までの10日間は酒を飲んでいない。「これから最低1ヶ月間は飲まずにいられるか経過観察してみたいのですが…。」と問いかけると、急に感情が高ぶって語気が荒々しくなった。

　話を聴いていると、コルサコフ症候群[2)]の患者ではないかという考え方が脳裏をよぎった。コルサコフ症候群の特徴は、記銘力の低下、作話、失見当識である。アルコールによって酩酊状態になり、新しい事柄の記憶がなく、そのために話を作って辻褄を合わせようとするらしい。医学生の時、精神科の臨床実習で受け持ったコルサコフ症候群の患者と非常によく似た印象であった。我々学生の質問に答えていた患者の事柄がすべて作話であると教授から指摘された時には唖然としたことを覚えている。しかし、この作業員の場合には、失見当識はあまりひどくないようであり、作話があるようにも思えなかった。

　結論的には、1ヶ月の断酒の経過をみたあと元の職場に復帰するかどうかもう一度復帰診断をすることになった。経過観察期間は、作業場周りの清掃などの軽作業に従事することになった。

面談後、彼の家庭環境についての情報も収集した。

　奥さんは5年ほど前から心臓が悪く、入退院を繰り返し、その病弱の奥さんの世話をしていること、子供さんと一緒に住むために一戸建ての住宅を建てたが一年もしないあいだに嫁姑の折り合いが悪く、息子夫婦は家を出てしまい、家の多額のローンも抱えていることなどの生活状況に関する情報が得られた。奥さんは、「お酒が唯一の楽しみだからお父さんに禁止することはできない。」と涙ながらに訴えているとのことであった。

　酒をやめることのできない人の私生活にまで入り込んでみると、さまざまな生活上の問題点を抱えており、生活習慣を改善するために克服しなければならない問題点の深さを感じざるをえなかった。私生活と深く係わりあいを持たなくてはならないメンタルヘルス、健康増進対策のむずかしさを痛感した。

　職場の担当を通じて彼の仕事ぶりを観察した。掃除などの軽仕事をそっけなくやっており、なんとなく寂しそうであるとのことであった。酒は飲んでいないとのこと。

　一ヶ月後、彼の方から再度復帰診断の要請がなされた。

　「酒は一滴も飲んでいません。夜は酒を飲みませんから時間をもてあまし、最近テレビをみることが多くなりました。」としっかりした顔つきで話しだした。顔色はよくなっており、なにより印象的であったのは、こちらの目をみて話をすることであった。

　「やりなおす自信ができましたか。」と尋ねてみると大きく頷いた。

　従来のフォークリフトの仕事に復帰させることにし、現場の責任者、安全衛生課長の同意をとった。後3ヶ月で満期であるから軽仕事のままで終わらせてもよかったのではないかとの意見もきかれた。しかし、彼にとって、自分の仕事で定年を迎えるのと軽作業で定年を迎えるのでは、仕事に対する誇りと人生に対する自信が違ってくるように思われた。彼の仕事に対する誇りを守れたらという気持ちが強かった。

　従来の職場への復帰に彼は大きくうなずいた。

　職場復帰後、彼は明るくなったと同僚たちの噂がたった。

　3ヶ月後、酒なしのささやかな満期祝賀会がもたれた。彼はほとんどしゃべらずニコニコしているだけであったが、自分の仕事を成し終えた満足感があった。

注1）アルコール依存症とは、アルコール摂取によって生じる精神状態と、普通これに伴う身体状態をいい、アルコールの精神的効果を体験するためや、時にはアルコール欠如の不快感を避けるために、持続的または周期的に飲酒したい強迫的欲求を常に伴うような、行動上その他の反応を特徴とする。耐性はあることもないこともある。一人の者がアルコールとともに、他の薬物に依存することもありうる。
　　　アルコール依存症の特徴は飲酒抑制の喪失と社会的・職業的機能の障害ならびに耐性上昇、離脱症状といえる。(「医学大辞典」(医歯薬出版) より改変)
　　2）記銘力（比較的最近の出来事を覚える能力）の障害、健忘、失見当識（時間や場所、人についての認識ができない状態）、作話を主症状とする症候群で、慢性アルコール中毒、種々の伝染病疾患、頭部外傷、脳腫瘍、老人痴呆などに随伴してみられる。本症候群をきたす主病巣は、海馬・乳頭体・視床・帯状回など脳における神経細胞の集合体からなる記憶回路の障害をきたすものと考えられている。知的機能の低下の程度は、原疾患によって障害される部位により様々である。このうち特に慢性アルコール中毒に基づくものが Korsakoff 病あるいは Korsakoff 精神病と呼ばれていた。
　　　現在、Korsakoff 症候群は健忘症候群とほぼ同義に用いられている。コルサコフ「精神」病＝コルサコフ症候群 (「医学大辞典」(医歯薬出版) より改変)

その7：復帰診断 ⑵
－職場への復帰が困難であった事例－

　在庫管理の合理化が進み、各企業は多量の在庫を抱えることはなくなった。そのため、輸送業は顧客の要求に応えて頻回に材料提供を行わなければならなくなり、顧客の指定した時間に合わせて運転業務を行うことが強いられるようになっている。深夜にトラックを運転する場合も多くなって、運転手にいろんな障害・傷害が生じて、休業に追い込まれる状況が続いた。これらの運転手が休業後に職場復帰を求める時には復帰診断が行われた。

　世間では、復職と復帰が同じ意味で用いられていたが、この事業場では以下のように定められていた。

　復職診断：1年6ヶ月休職を続けると解雇され、その後もう一度雇用され
　　　　　　ることを復職と言い、この際受ける診断を復職診断という。

　復帰診断：休業していたものが、業務にもどる時に受ける診断をいう。

　復帰には主治医の診断書、本人の復帰申請書、上司の受け入れ承諾書、それに産業医の復帰診断書が必要だった。安全衛生課長が新しく作成した新しい復帰申請書を使っての第1号の復帰診断が以下の事例であった。

復帰申請書：

　病　　名：脳動脈奇形、痙攣発作

　氏　　名：K. Y. (38歳)

　職　　業：大型トラック運転手

　経　　過：昨年12月18日午前7：00、前日積載した塩酸9.5トンを積んだ10ト
　　　　　　ントラックを運転して、県外の顧客先に向けて出発した。現地到
　　　　　　着後、係員の指示のもとにトラックの塩酸をタンクに移す移液を
　　　　　　開始した。午前9：40分頃移液修了後タンク側の元バルブに接続
　　　　　　していたホース付きフランジを腰を屈めて取り外し、立ち上がろ
　　　　　　うとした際、立ちくらみがして倒れて顔面を打撲、擦り傷を負っ
　　　　　　た。

　　　　　　　意識喪失し、全身痙攣にて転倒した場所に、ポリ容器があった

ために大きな音がしたので、顧客先の現場担当者が聞きつけ、びっくりして救急車を呼び、Y 病院に搬送され、そのまま入院した。

　Y 病院では、脳 CT にて左前頭葉脳動静脈奇形と診断され、18〜21日まで、同病院に入院した。

　12月25日 Y 病院の紹介を受け、住居近くの K 病院を受診した。ここで、脳動静脈奇形の塞栓術[1]をすすめられ、1 月28日地域の基幹病院である I 病院脳外科を受診した。

　同病院に入院後、2 月20日、2 月27日に塞栓術を行ったが、完全塞栓に成功しなかったので、2 月28日開頭術を施行した。

　その後、経過良好で神経学的異常が認められないということで 3 月19日に退院し、K 病院にて経過観察を行っている。現在抗痙攣剤（アレビアチン300mg/日）の投薬中であるが、4 月 1 日より就業可能であることを上司の事業所長が確認し、復帰診断となった。

4 月18日　復帰診断の面談

　意識消失が起こった状況、手術の経過、術後の状況等を尋ねた。開頭術後の健康状態で、麻痺は幸いなかった。しかし、抗ケイレン剤を服用しており、運転業務に復帰することは難しいと説明した。作業者本人はまったく自覚症状がないので、この点についてはなかなか納得しなかった。とりあえず現在は抗ケイレン剤も飲んでいるので、運転業務につけることはできないので、事務補助作業を中心とした職場復帰をはかるように指示した。3 ヶ月後にもう一度復帰診断を行うこととした。

5 月24日

主治医の診断書：

　『左前頭葉動静脈奇形

　　意識消失発作

　　慢性肝炎

　平成〇年12月18日意識消失発作があり、検査の結果、上記診断にて、他院にて手術を受け、手術後の経過は良好で、神経学的検査も正常で勤務可

能であると考える。ただし、意識消失発作は起こっていないものの発作予防の薬は続ける必要がある。』

　との主治医の診断書をつけて、トラック運転手としての業務の復帰診断を依頼してきた。

問題点：

・トラック運転手としての復帰の問題点：

　抗痙攣剤（アレビアチン300mg/日）を服用している。通常開頭した人の多くの場合、開頭後痙攣発作が起こりやすく、最低2年間は抗痙攣剤を服用させる。

　抗痙攣剤の服用中は、自動車の運転は禁止すべきである。

主治医と電話で話をした。

① 　主治医も運転はさせられないと判断しているし、そのことは本人にも何度も話しているとのこと。本人は運転する意志がないと言うことで勤務可能の診断書を書いた。

② 　運転業務は2年間は禁止すべきである。その後も意識喪失と痙攣で運転手が事故を起こした場合、現在では運転業務につかせた雇い主が行政責任を問われること

の2点についての意見を受けた。

（実際、脳血管傷害後の復帰の際には、道交法により、運転手の健康診断結果を提出しなければならないとの規定があった。）

　彼の給料は固定給が低く、運転業務に携わらない時には、運転業務に携わっている時の半分以下しかなく、一日も早い元の職場への復帰を願っていた。

6月5日　復帰診断

　本人は、トラック業務にもどりたい。実際、通勤時には自動車を利用しているので、運転業務はできると主張したが、抗痙攣剤の服用中は、自動車の運転は禁止するべきであると論した。また、自動車の運転は通勤中であっても労働災害に相当する対象となる通勤災害になるので、本来は禁止されるべ

きであることを話した。

Q：運転中に心筋梗塞を起こし、交通事故を起こす場合もあるではないか。もし運転中にケイレン発作が起こって、事故等が起こったとしても、運転中に心筋梗塞を起こす場合と同じではないか。会社が知らないことにすればよいではないか

A：抗痙攣剤を飲んでいるかどうかは、会社は知らないところだと言訳しても、もし業務で運転させていた場合には、当然この疾病について知っているはずであるから、会社の責任は大きいものになる。

したがって、産業医の立場としては、許可するわけにいかない。

Q：それでは、2年たったら乗務できるのか？

A：今のところ、2年後発作がなければ許可されるとの確証はない。

その診断基準は今から定める状況である。

最後に一度死んだものとして、一からやり直して欲しいとコメントし、運転業務以外の職務での配置転換をお願いした。

『復帰診断書

左前頭葉動静脈奇形、意識消失発作

平成〇年12月18日 意識喪失、全身痙攣にて転倒し、救急にてY病院に入院し、脳CTにて脳動静脈奇形と診断された。2月20日・27日の両日塞栓術がI病院脳外科で施行された。塞栓術が完全に行えなかったので、2月28日開頭術が施行された。手術後、神経学的検査にも異常が認められなかったので、4月18日、復帰診断を行い、3ヶ月の経過観察期間を含んだ復帰を認めた。

その後、5月24日経過観察中のK病院にて、正常で勤務可能と考えられるとの診断書で、再度復帰診断が依頼された。経過観察中も、発作予防のために抗痙攣剤を1日3回服用している。通常、開頭後2年間は痙攣発作を経過観察することになっており、この際には、運転業務は、痙攣発作の可能性が否定しきれないので、運転業務以外の職務の配置をお願いしたい。』

運転手側の問題点は運転業務につけるかどうかと言うことである。動静脈奇形の場合、38歳まで発作が起こらなかった例は少なく、多くの場合、青年期までに発作があらわれている。彼は開頭術を受けており、術後のてんかんが起こる可能性がある。そのため主治医から抗てんかん剤が処方されている。この場合には、運転手がいつてんかん発作が起こるかも知れないので、運転業務には従事させられない。運転手は自覚症状がないので、自分がてんかんが起こる可能性は、運転中に心筋梗塞を起こして死亡する場合と同じではないかとの反論が出されているが、既往歴を知ってしまった以上は、これを認めるわけにはいかない。では、どれくらい抗てんかん剤を服用しておれば、てんかんが起こらないかの問題があるが、数年から10年以上も後にてんかんが起こったという報告も見られ、基本的には運転業務は難しい。

　では、運転業務以外の職務の転換は可能かという問題が生じる。第一点は、給与の問題である。運転手の給与は固定給を低くし、運転業務に伴う諸種手当で給料全体が高くなっている。運転業務を行わないと出来高払いの手当がなくなり、給料は半分以下になることになる。自分は運転業務につきたいが会社から乗ることが許可されないのだから、当然、給与補償をしてくれという要望が出される可能性が大きい。特別の手当が可能かどうかについては人事との相談が必要である。

　次に通勤方法についても検討が必要である。今までマイカーでの通勤であったが、この点も禁止せざるをえない。通勤時の事故は労災に相当する取扱いとする通勤時災害の処遇を受けるから当然マイカー通勤は禁ずるべきである。

　運転手が運転業務を禁止されると、やることがない。配車等の事務仕事は、自分にはむいていないと拒否反応を示すし、会社側としても運転手は必要であるが、事務担当者としてはあまり必要がないと主張している。双方に考え方の行き違いが生まれ始めた。

注1）脳動静脈奇形では、動脈から毛細血管を経ずに、すぐに静脈に移行するため動脈の高い血圧によって静脈が風船のようにふくれ破れやすくなる。この動静脈奇形を樹脂で固めてしまう手術が行われる。

その 8 ：新しい健康管理の考え方

衛生週間に、産業医に「新しい健康管理の考え方」として、管理監督者を対象に講演をして欲しいとの依頼があった。

以下その要旨である。

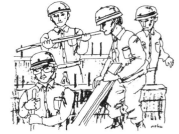

『健康管理は大きく 3 つに分類できる。

　① 疾病管理

　② 疾病予防

　③ 健康の保持増進

である。

① 疾病管理は休業日数等から評価され、休業日数が長期に及ぶと産業医による復帰診断が行われ、従業員の適正配置についての考慮がなされている。休業日数が 1 ヶ月を超えると産業医の復帰診断が行われている企業が多い。フランスでは休業日数が21日を超えると復帰診断が行われることが法律で定められている。

ある輸送関係の企業（従業員数約500人）での休業日数を調査した。休業日数が21日以上の件数は、過去 5 年間で延べ115人125件であった。1 年25件の割合である。このうち33％は骨折・腰痛等の筋骨格系の障害・障害であり、仕事上労働災害や私傷病による障害・障害が多かった。ついで、消化器系疾患（26％）、循環器系疾患（14％）、脳血管系疾患（10％）、腎臓疾患（ 8 ％）であった。これらの系統の傷病で90％以上を占めていた。

一人で複数の傷病名を合わせもっていた従業員は 5 名で、内 3 名は糖尿病を合わせもっていた。糖尿病の場合、自覚症状がなく、長い期間放置されていることが多い。あるトラック運転手の場合には、10年も前から定期健康診断で尿糖が陽性であったにもかかわらず自覚症状がないために治療を受けずに放置し、夜間の長距離運転のためにラーメンライスの食生活を10年以上続けていた。糖尿病の自覚症状が出てきたときには、すでに病状がかなり進行しており、腎不全等の合併症も伴って休業日数を増加させる結果となった。休業日数は、1 年目27日、2 年目47日、3 年目63日、4 年目には108日に及んだ。結局、慢性腎不全にて腎透析治療に週 2 日通いだし、3 ヶ月目には週 3

回になった。慢性腎不全になり腎透析という段階で産業医に健康相談が依頼された。すでに、時期を逸していた。慢性腎不全患者の治療に対する健康保険の支払い料は大体60〜80万円/月程度かかり、この状態はこの従業員が定年退職するまで続くことになる。当然、健康保険の財政を圧迫する。せめて2年前に相談を受けていれば、慢性腎不全・透析という自体がまぬがれたかもしれない。そのためにも疾病予防が大切になってくる。

　②　疾病予防は定期健康診断、特殊健康診断を通じて定期的な疾病予防が図られるとともに作業中の有害物質の暴露状況を代謝産物の測定して推定する生物学的モニタリングも併用されている。この際、作業環境の診断としての作業環境測定と個人の有害物質暴露指標である生物学的モニタリングを合わせて、個人の有害物質暴露状況を評価し、管理区分、医療区分等の事後措置を決定する。

　個人の結果は、個人票に経時的にまとめ、事業場の結果は衛生委員会に報告するとともに労働基準監督署にも報告する。さらに、健康相談を実施して、疾病予防に対する指導助言を行う。

　いままでの一般定期健康診断では、血液データは健康診断項目にはなかったが、平成元年度からは肝機能検査、脂質検査等[1]が義務づけられ、採血による血液データが得られ、個人の酒量を含む個人のプライバシーにまで指導が及ぶようになってきた。営業を中心とした分野では要管理者が非常に多くなっている。要管理者は定年まで適切な治療がなされず放置され、定年後早々と病状が悪化するといった事例も認められる。

　ある営業センターの要管理者を見てみると、対象人数2,712人のうち、要管理者数は657人（24.2％）にも及び、4人に1人が要管理者である。要管理延べ数では、967人（35.7％）で、複数の疾患に対して要管理である従業員がかなりいることがうかがわれる。

　疾患別にみると、営業センターでは事業場全体に比して、1.85倍要管理者率が高い。特に消化器系統（胃、大腸）は2倍、糖尿病は2.1倍、肝機能異常は1.5倍、脂質代謝は1.9倍と“いわゆる成人病”と呼ばれる疾患の有所見者が多く認められた。

　要管理者の内、要経過観察者の割合が多いために、有所見が他人事のよう

に理解され、本人の切実なる自覚とはなっていない。営業センターの従業員の年齢構成を考慮すると、この数字はますます増加することが予想される。

　③　健康の保持増進

　健康に対する考え方の再検討、すなわち健康の保持増進対策が早急に必要となっている。

　今までの健康管理は、疾病予防が中心であったが、糖尿病などに代表される成人病などの私傷病の要因が生活習慣に根ざしていることが指摘され、生活習慣の改善によって疾病予防をするとともに加齢による健康減退を少なくしようとする施策が展開されだした。すなわち、労働省の唱える THP（Total Health Promotion Plan、心とからだの健康）であり、厚生省が唱えるアクティブ80[2]である。運動と栄養面からの指導援助で、生活習慣を変えて加齢による健康度の減少を少なくし、健全な生活をより長く営むように指導することである。この場合、個人の私的な生活に立ち入ることになり、産業医と従業員との良好な人間関係が求められる。

　疾病に患っていなくとも、体力は年々減少してくる。高齢者の生理学的特徴は

　①　予備能力の低下

　②　全身運動のバランスを必要とする平衡性、瞬発力の低下

　③　体温調節反応の遅れ

等だと言われている。

　予備能力には、いろんな意味の予備能力があるが、例えば、若い時は徹夜でマージャンをしてもなんともなかったのに、中高年になれば非常に疲れが残るという状況が予備能力の低下の身近かな例である。また、風邪を引きやすくなったと実感するのも、免疫の予備能力が低下している証拠である。こういった形で年齢とともに予備能力がかなり低下してくる。

　次に、全身運動とバランスを必要とする平衡性や瞬発力が低下する。平衡性は、今まで立って履けていた靴下が履けなくなることで日常的に体験できる。瞬発力の低下の例としては、自動車の運転中に、老人が横断歩道以外の場所を横断しょうとしているのに出合い、速度を落として待っていると、いつまでも渡らないので、自動車のアクセルを踏もうとすると、ヨタヨタ渡っ

てくる場合がある。老人本人は速く渡っているつもりでも渡る瞬間が遅れ、老人を危なくひきそうになるようなことがある。この老人にとっては、まさに瞬発力の低下のよい例である。

体温調節の遅れでは、冷房ですぐ足腰が冷えたりすることからも実感できる。

今まで、健康診断で正常範囲と考えられていた人も経時的な変化を考慮すれば境界域に向かっていることが多いので、健康測定を行って健康状態の現状を知り、加齢的な健康状態の低下を最小限に抑えようと心身両面から指導しようとすることが健康の保持増進対策である。特に、運動と栄養面から日常の生活習慣の改善をはかることを目標にしている。

日常生活でのエネルギー収支のアンバランスが成人病の大きな要因になっている。とくに運動の過大評価と食事の過小評価が問題である。一日中健康診断で診察をおこなっていると、本当に疲れたという感じがするが、歩数にして2000歩にすぎない。しかし、健診後、何杯もビールを飲んでしまう場合がよくある。まさに消費エネルギー量が少なく、摂取エネルギー量が多い典型的な例である。そのためにも日常生活の中での身体活動による消費エネルギー量の増加を図ることが大切になってきた。運動によって有所見が改善された例がみられ、運動の奨励がなされている。しかしながら、運動習慣を獲得している人は少ない。したがって、運動習慣の動機づけは大切である。運動は日常生活の中で歩きを多く入れるような、余り運動強度が強くない運動を長く続けていくことが大切である。われわれは運動というと、"苦しいけれど頑張るのみ"という運動を考えがちであるが、今更、国民体育大会に出場するといった競技スポーツの選手になるのではないから、もっと楽しんで消費カロリー量を増やすことを考えた方が良い。その一例として、カロリーカウンターを利用しての運動指導についての成功例を示した。

基本的には、自分の健康は自分で守ってゆくしかない。そのためにも、もっと自分の健康に対して関心を持つための動機づけが必要である。

注1）平成11年からは、血糖値、あるいはヘモグロビンＡ１Ｃ（HbA１Ｃ）の測定も
　　　義務づけられた。

2）厚生省は、「健康日本21」対策で、2010年までの健康目標を定めている。

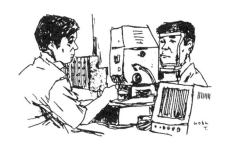

第3章 ストレスとつきあう（メンタルヘルス対策）

その1：年齢とメンタルヘルス

　産業医としてメンタルヘルスの相談をうける機会が多くなってきた。このような相談を受けるということは、少しは産業医として認められてきた証拠だと自負している。

　人の悩みを聞くのは、本当に芯から疲れる。相手が言葉を捜している間の沈黙に耐えるには相当な辛抱がいる。しかし、相手が次第に自分自身で悩みを整理していくうちに、突如、自らその原因に思いあたり、解決の糸口を見いだすことがある。そんな時の晴々とした表情を目のあたりにするのが楽しみで、おつき合いしている。

　メンタルヘルス問題は、もちろん症状の出始めた、できるだけ早い時期に対処するのが効果的であるから、健診時の自覚症状調査票で、メンタルな徴候が現れている従業員に対しては、症状の裏に隠れているかもしれない精神面についての問いかけをしてみる。反応は様々だが、案外あっさりと悩みの本質に到達できることもある。

　メンタル障害は、年代に応じて特徴的な症候群に分類されている。様々な書物を調べてみて、数多くの研究者が名付けた専門用語を集めてみたものが表1である。表をながめてみると、人生の各時期に、いつ何時自分がこのような症候群に襲われてもおかしくないという感じがする。

　登校拒否、家庭内暴力等の問題も、メンタルヘルスに係わる症状の一つとみなすことができる。受験一辺倒、個性軽視の競争と序列化に走る現在の教育現場で、子供達に出現する自信喪失、ストレス、これらが、今社会問題としてとりあげられている「いじめ」につながることもある。すぐに腹痛を訴える子供など、小学生の自律神経失調症も増加の一途をたどっている。小学生が胃カメラ検査を受けることなど、別にめずらしいことではなくなっている。

　"少子化"の中、受験期を母親と共に歩んできた子供達に、次に襲いかかるのが、いつまでも大人になることを拒否する「思春期非離脱症候群」や小さな大人を意味する「ピーターパン・シンドローム」という症候群である。子

表1：年齢期とメンタルヘルス

中学・高校生期	学校ぎらい 不登校・登校拒否 登校拒否症 学校恐怖症　　　　　　　　　　　　　　　分裂病 家庭内暴力
大　学　生　期	五月病 ＊スチューデント・アパシー（無気力症） 　　　　　　　　　　「思春期非離脱症候群」 　　　　　　　　　　「ピーターパン・シンドローム」
新　入　社　員　期	出勤恐怖症 職場不適応症　　　　　「青い鳥症候群」 　　　　　　　　　　「途中下車症候群」 　　　　　　　　　　　　　　　　　　うつ病 ＊サラリーマン・アパシー
実　務　習　得　期 （中堅社員期）	猛烈社員とマイホーム型社員に二分される 　「テクノ依存症」 　　仕事にあまりのめり込みそれ以外の自分の姿を見失 　ってしまう過剰適応 　「テクノ拒否症」　　　　　　　　　　　うつ病
中間管理職期	身体の衰え 　　老　視 　　流動性能力の低下 　　　　記憶力・形態推理・知覚速度 職場でのストレス要因： 　　　　係長・課長など　　『役職者受難の時代』 　　　　　　　　　　　　「サンドイッチ症候群」 　　　　　　　　　　　　「スーパーウーマン・シンドローム」 家庭でのストレス要因： 　　　　①子供の進学 　　　　②マイホームの購入 　　　　③親の扶養問題 　　　　④夫婦間のあつれき ストレス指数が最も高い　「職場不適応症候群」 　　　　　　　　　　　　「昇進うつ病」 　　　　　　　　　　　　「空の巣症候群」 　　　　　　　　　　　　「更年期障害」
定　　年　　期	定年間近の抑うつ状態 多彩な身体症状 　　　　　　　　　　　「夫在宅ストレス症候群」

供達は、親の言うことさえ守っていれば、親の敷いたレールの上を歩んでいける、安楽な人生が送れると信じてしまうのである。

　さらに、うまくレールに乗り、一流大学を卒業し、一流会社の社員になれたなら、すべて、自分中心に世の中が動いていると思い込んでしまっているところがある。しかし、現実はそのような夢想通りには進まない。このような人物が、会社組織の中で自分の存在が認められず、与えられた仕事が本意でなかったりするという現実に直面すると、こんなはずはないと会社生活を拒否する態度を示すようになる。会社へ出社できなくなり、自分の世界が別の所にあるのだと、途中で会社をやめたりする「青い鳥症候群」「途中下車症候群」になってしまう。

　はっきり自分で決断できて会社をやめられる人は、まだ次のステップで自分を切り開いていけるが、それもできず、結局決断できずに、食欲不振、頭痛、不眠などの身体的な不定愁訴を訴えつづけることになる。

　人生のこの段階を乗り切ると、次のステップである実務習得期では自分で自分独自の仕事を行う主任クラスの試練が待っている。新入社員の頃は、自分に与えられた仕事をこなしていればよかったものの、主任クラスになると自分で仕事を見つけて完成しなければならない。“産みの苦しみ”というもので、かなりストレスが強い。当然上司は自分もその過程を経ているので、これぐらいのストレスには耐えて欲しいと思っている。しかし、上司の励ましが彼らによけいにプレッシャーをかけることになる。この時期に自律神経失調症という診断書をみかけることが多い。

　最近は、女性にも同様の傾向が見られる。小学校から男性に敗けたことがないという女性社員は、男女雇用機会均等法により、平等に職場で働けると思って入社してきた。入社後も男子社員に敗けずに夜遅くまで頑張ってきた。それがかえって男性達を刺激してしまい、疎外された環境に変ってしまう。女性の進出が男性のストレスになり、かつまた女性のストレスにもなってしまう、このような例も多く見られるのである。

　情報化が進行すると、コンピュータが主役で、人間がわき役といった感じも否めない。とくに、入力作業をしている作業者では、自分には全く意味のない数字の入力を一日中続けている。この種の作業者たちの自覚症状はかな

り強い。一方、プログラムやグラフィクス等の作業者では、自分の裁量でコンピューターと向かい合うことが出来るので、コンピューターにかじりつき、コンピューターに依存しているものも多い。プログラムを作るのは機械言語でコンピュータと会話をしているようなもので、こちらの命令通りきっちり応答してくれるので、自尊心の強い女性を相手にするより従順なコンピューターの方がよいとばかりにどっぷりつかってしまう作業者が多い。30歳を過ぎて独身である作業者に多く見られる「テクノ依存症」である。

　一方、中年でこの機械言語を修得できない人は、コンピュータの応答が全然ないので、先に進まず、かえって使用することを拒否する結果となる。最近の企業では大規模なリストラが進行しており、入社以来20年以上プレス作業現場で働いていたプレス工にコンピュータ作業を強いる例もみられている。指先のごつい手で、キーボードをたたくと、1度に2〜3のキーを叩いてしまいそうである。

　また、中年の役職者にとっても受難期である。公私ともにストレス要因が多い時期である。会社では中間管理職で、上と下との板挟みである。上と下との気質が180度転換している状況で、上下の糊の役目をやるのは大変骨の折れることであるとともに、家庭では子供の進学、マイホームの購入、親の扶養などの問題に加え、自分達の夫婦間の軋轢もあって、ストレス指数はもっとも高い。「昇進うつ病」と呼ばれる病気等はまさにエリート社員を襲ってくる。みんなに期待されて昇進して勝ち得たポストではあるが、うまくやってゆく自信がなくなり、すべてに自信を喪ってゆく。

　一方、家庭に残された妻の方も、子供が独立して自活を始め、夫は家をあけ気味で、自分一人、マイホームに取り残された時、一体何のために家を守ってきたのであろうと考え出す。自分がすべてを犠牲にして必死で守ってきたマイホームは、雛がすっかり巣立ってしまった「空の巣」と同じではないかというむなしさにさいなまれる。丁度そのとき、女性としても更年期に入り、不定愁訴に悩まされている。

　会社だけが人生であった自分の社員生活が満期に近づく（定年間近になる）と、これから20年の余生（この言葉が最も落ち込ませる）をどう生きていくのか先が見えない状況に陥る。老人が今ほどその存在価値を失った時期はな

かったのではないか。今や"老人の国"といわれている日本では、老人は老人として誇りをもった隠居として生きてゆけず、老いてもなお現役でやるしかない。しかし、日本では各企業は定年を60歳から延長しようとする意図はない。月給が高いからである。しかし、日本的慣行の4点セット（終身雇用制、年功序列型賃金制度、定期昇級制度、企業別労働組合）が崩壊しつつある中で、老人の生きがいをどう見いだすかが、今後の大きな課題である。

　会社一辺倒から、生きがいのある"自分の時間と空間"を人生の早い時期に見いだすことが、ストレスマネージメントとして大切だと言われている。

　各年齢期ごとのメンタルヘルスの障害を見つめなおすと、いつ何時自分がストレスに耐えられない状態に陥ってもおかしくないという危惧をあらためて持つ。お互いの"心の健康"に対する相互援助について、もっと積極的に対処できるような体制作りが必要な時期に入っていると思う。

その2：ある共働きの主婦社員の場合

3月9日

　産業医をしているビジネス街のオフィスでの運動教室に参加するためにインテリジェンスビルの管理センターに出かけた。運動教室はTHP対策（"心とからだの健康"）の一環として、インテリジェンスビル全体で行われているものであった。

　今度THP対策の担当になるAさんが、調子が悪いので相談に乗ってあげて欲しいとの依頼がT課長からあった。いつも笑顔のAさんからすれば想像がつきにくいことではあったが、運動教室が始まる前10分間、彼女の悩みを聞いた。

　「朝、起きれない。」というのが主訴であった。今の仕事は事業場内の社内新聞の編集であるが、THPと労政関係を担当しているIさんが3月末で退職するので、その後任としてTHPと労政関係を担当することになった。この話を受けて以降、「夜、眠れない、朝、起きれない」日が続いているとのことであった。

　若くみえる（年齢26歳）が、主婦であった。この事業場では、女子の残業はあたりまえであり、残業をして家に帰ると9時すぎである。家に帰るまでは、今日はあの料理を作ろうと思うのだが、家にたどり着くと疲れてしまい何もできない日が続いている。主人の帰りは、さらに遅く、早くて11時頃である。そのため、食事後すばやくかたづけても、寝るのは午前様であり、朝6時の起床まで5時間しかない生活である。

　「不眠は身体の病気というよりは、心の病気だと思います。もう少し時間をかけて悩みを聞いた方がよいと思いますので、あらためて時間を作りましょう。」と言うと、急に顔を崩して泣きだした。話題を悩みの中心に引き込む絶好のチャンスであったが、運動教室の時間であったので、「自分で何にこだわっているか考えてください。」と言って、運動教室にむかった。主婦と仕事の両立で、少し疲れがたまっているためであろうと判断した。

3月30日

　その後は、多忙を極めた。特殊健康診断（健診）業務での出張、講演会、スポーツドクター研修会、産業衛生学会などの出張に加えて、同僚の送別会、姪の結婚式、息子の卒業式などの私的な行事もめじろ押しにあった。しかし、どこか心に引っかかるものがあり、３週間後の３月29日に、彼女の上司であるＴ課長に電話をして、Ａさんの様子を尋ねた。

　「３月22日から、ずっと欠勤しており、３月26日に病院に行き、『自律神経失調症』につき、休業加療の必要ありとの診断書が出されています。」とのことであった。

　「３月一杯休んだらと言っていますの。」

　「有給休暇はまだ、十分にあるのでしょう。」と尋ねると、「いえ、全部使いきっておりますが、診断書も出ており、かまわないことにしています。」とのことであり、インテリジェンスビルでは数少ない女性上司らしい返答であった。

　「一度ゆっくり話をお聞きしたいと思いますので、連絡してもらえますか。」とお願いすると、

　「私どももそうして頂きたいと思っておりました。ご主人が、同じビルの他部署で働いておりますので、早速連絡をとり、折り返し連絡します。」

　午後８時頃、自宅にご主人から電話があった。今、出張先から帰社したところだという。

　「妻は、朝起きれないのです。夕方は元気で、明日はかならず会社に行くというのですが、朝になると起きれないのです。そんな日が一週間も続きましたので、市民病院に行きました。自律神経失調症で、少しうつ状態だと言われました。薬を毎日飲んでいますが、状態は同じです。」

　「その病的状態には、メンタスヘルスの要素が大きいと思いますが、彼女が最近何かに悩んでいたとか、何かのことが非常に気になっていたと感じられるようなことはなかったですか。」

　「今度やることになった仕事は、自分には向いてなく、かなりの負担を感じているようです。」

　「一度お話してみたいと思います。」

「彼女も望んでいますが、なかなか身体が思うようにならないようです。しかし、何とかやってみます。」

「ただ、私のスケジュールが非常に立て込んでいて、なかなか自由になる時間がありません。4月8日の午後は、出張先の事業場での健診が午前中で終わりますので時間がとれそうです。一応、管理センターに、立ち寄りますので、調整してください。」

4月8日

出張先での一週間の健診業務を終えて、管理センターに出かけた。ビル周辺の公園の桜は満開であり、花見客も陽気に誘われ、多くの人が公園内を散策していた。

彼女は相変わらず出勤しておらず、主人もどのように対処してよいのか相談に乗ってもらいたいということで、主人との面談になった。

彼は32歳で、彼女より6歳上であった。入社は、彼女が一年先輩で、同じ職場であった。2年前に結婚した。結婚と同時に彼女の職場が現在の管理センターに移った。彼は現在、商品部の主任で、1月から4月までは、新しい分野への参入を図る新製品の宣伝の仕事で忙しく、いつも帰宅は11時頃だった。寝るのは1時頃で朝7時に起き、そのまま会社に出るとのことであった。フレックス出勤を最大限利用していた。

したがって、夕食は11時頃食べることが多かった。しかし、この2週間ほどは、夕食を済ませて帰っているとのことであった。

「妻の方は、何もする気がなく、昼間はごろごろしています。妻の両親が近くに住んでいますので、母親がときどき食事を作りにきてくれています。しかし、それも食べないことが多く、最近では眠れないので睡眠剤を飲んでいます。」

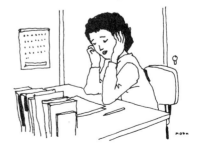

「一度、奥さんとお話をしたいですね。」と言って、自宅の電話番号を教えてもらった。

主人との面談後、健康管理室に行き、

電話を掛けて話をするかどうか迷った。顔の表情や態度などの情報が電話からではまったく得られないので、判断が難しいからである。しかし、少しでも早く情報を得たいという気持ちが強く、午後４時すぎだから起きていると思い、思い切って電話してみた。

　語気はけだるそうであった。

　「どうしているの？」

　「ごろごろしています。夜眠れなくて、朝起きれないのです。病院に行ったら自律神経失調症ということです。少しうつ状態ということで薬を飲んでいます。」

　「どんな薬ですか？」

　「レンドルミン（睡眠剤）です」（他に抗うつ剤と抗不安剤を飲んでいた）

　「短時間、確か８時間効くという薬ですね。それで効きますか。」

　「あまり効きません。夜中いろんなことを考えています。考え出すとますます目がさえてきてしまいます。」

　「仕事のことがいろいろ気になるのですか？」

　「私は、今度の新しい仕事をＩさんのように、うまくやれないのではないかと思うのです。そう考えるとますますプレーシャーがかかってきてしまって………。」

　「常に緊張した状態でいるのですね。このために、カテコールアミンという物質を身体中に多量に放出し、カテコールアミンの脳での貯蔵が枯れた状態になっていると言えるのです。」

　「管理センターでは残業があたりまえです。残業して、１時間半かけて家に帰るまでは、今日はこんな料理を作ろうと思って帰るのですが、家にたどり着くと疲れて、なにも料理ができません。」

　「かなり疲れているのですね。そんな状態になったのはいつ頃からですか？」

　「昨年の９月頃からで、週はじめの月・火曜日は起きれても、水・木曜日には起きれなくなり、水・木曜日で必ず一日は休んでいました。そのため、休んだ日の分の仕事の処理ができなくなって残業する結果となり、悪循環が続いています。」

　「『自律神経失調症』という診断名で、いちばん多いのはメンタルヘルスの
障害です。なにかのこだわりがプレッシャーとなり、それに対する反応とし
て生じることが多いのです。何かにこだわっている。このこだわりがどんど
ん身体的な症状を生んで行くことになります。何にこだわっているのと言っ
ても判らないと思います。自分の生活を別の自分が点検してみる必要があり
ます。ちょうど絵巻物のように、上隅から自分の生活を見つめ（俯瞰し）て、
自分の生活の中から、こだわりを見つけてください。」

　「なかなかむずかしいですね。」

　「それなら、今のあなたのような人があなたに悩みの相談にきた時に相談に
のるように、もう一人のあなたの悩みの原因追求をするのにはどうしたらよ
いかを考えて見てください。

　ところで、病院で仕事上の話を聞かれましたか？」

　「いえ、一般的なことだけで、余り話をしていません。先生は神経内科の先
生でした。」

　「Ｉさんの仕事を引き継ぐことだけが、心の重みだったの。」

　しばらくの沈黙。感情の高ぶりを電話越しに感じた。面と向かっていない
ので、推察するしかなくもどかしい。

　「Ｉさんが子供を作るために仕事をやめるのがうらやましかった。自分も２
年たてば、子供を生んで仕事を辞めようと思っていたのに、それができなく
なってしまったと思うと、力が抜けてしまった。」

　「夫婦になったら、子供ができるのは当たり前のことだけれど、制限をした
の？」

　「そうです。２年たったら子供をつくると自分の人生計画で決めていまし
た。２年たったのでそろそろ妊娠退職をと考えていた時新しい仕事の話がで
てきて、自分の人生計画が狂ってしまうと感じました。そのことを考えてい
るとなかなか眠れなくて、睡眠薬を飲んでも眠れず、新聞配達が来る頃まで
起きていました。」

　「他には何もないですか？電話ではなかなかしゃべりにくいので、少しゆっ
くり考えてください。頭の中で考えるよりは、むしろ頭に浮かぶことは全部
書き留めて行くことにして頭の中に詰まっている者を全部はき出したあと、

これを改めて整理して、優先順位をつけるとよいと思います。」

4月19日

　その後も健康診断の出張で、ずっと忙しかった。

　4月19日の午後に管理センターに電話した。まだ出勤していなかった。

　T課長の話。

　「15日の金曜日に小倉で彼女に会いました。実は24日のレクレーションの連絡用の電話器アダプターをAちゃんの家の近くのNTTまで借りに行ってもらうことにしたのです。それを会社までもってきてもらってもよかったのですが、来づらいと思い、小倉で会うことにしたのです。」

　「どんな様子でしたか？」

　「普段と変わらない様子でしたし、月曜日から絶対行きますと言っていたのに、結局これていません。ご主人にきいても、夜はぜったいに行くと言うらしいですが、朝は起きれないらしいです。」

　「この病気は朝が弱いですので、むしろ昼からでも出勤してもらう方がよいと思います。いずれにしても、一度会って話がしたいです。」

　「ご主人も一度会って欲しいとおっしゃっていましたので連絡をとります。」

　彼女の家に電話をした。前回以上に気だるそうな感じが伝わる。

　「一日中寝ています。睡眠薬は昼も飲んでいます。それでも夜はなかなか眠れず、明け方新聞が配達される4時30分までしっかり起きています。横で主人が寝息をたてて寝ていると腹がたってきます。睡眠薬の効きが悪いのかと思って、夕方7時頃に飲みますが、全然効きません。仕方がないので、夜中にファミコンで遊んでいます。」

　「前に電話で話をしたとき、自分の考えていることを書き留めてみてはどうかとアドバイスしたけれどやっている。」

　「考えていることを書き留めると、あまりにも恐ろしいことを考えていて、恐くなるのでやっていません。」

　「感情の高低が素直に出されたものですから、書き留めておいたほうがよいと思いますよ。恐ろしいことを書かなくても、それを秘密にすることで、自

分なりの感情整理ができていることになると思うけれど……。

　この頃のあなたは、いつも寝た状態で、生活のリズムはほとんど乱れたまま、つまりリズムの振幅が小さな状態なのですね。料理なども作らないのですか。」

　「先週の金曜日は会社の人と会い、翌日の土曜日は買い物に出かけ、料理を作りました。日曜日には早く寝てと思い、午後7時頃には夕食を終えていました。しかし、その夜も結局眠れず、朝起きれなかったので、月曜日からは、ずっと寝ています。」

　「ますます、生活のメリハリ、つまりリズムの振幅が小さくなってきたわけですね。朝会社に行けなくても、昼からでも出かけたらどうなの。」

　「そう思うのですが、昼の12時に主人が電話をかけてくれる時にも、受話器を取るのがやっとで、その後また寝ています。主人には食事も外で取ってもらうようにしています。」

　結局、自分自身に失望している様子で、印象として、生活がより平坦になってきているように思われた。

　4月中になんとか一度会ったほうがよいと思うが、私の仕事予定が入っていない日は4月22日だけであった。今日の電話での状況では、もう少し眠って、カテコールアミンを貯めさせたほうがよいと思った。

　夜、主人からの電話で、4月22日に、私のオフィスに二人で来所するとのことであった。来てくれればよいと願うのみであった。

4月22日

　午後1時に来所。

　彼女の話ぶりは良好。アイ・コンタクトをもちながら話をしていた。

　今回の経過をもう一度整理しながら、核心への糸口をさぐっていった。

　結婚後新しい職場の管理センターに転入してきて人事部給与担当になった。まったく新しい仕事でミスばかりして、プレッシャーがひどかったが、頑張って6ヶ月で乗り越えた。

　「その時の状況は今回の状況と違いがありますか？」と主人に聞いてみた。

　「その時は、家に帰ってきて毎日のように愚痴っていました。夜はもう仕事

は続けられないと言いながら、朝はケロっとして出勤していました。」

「じゃあ、その時と今回はどこがちがうの?」と彼女に問いかけてみた。

「その時は、前の同僚や上司にいつも、聞いて、聞いてと愚痴を言っていましたが、その課長も退職されました。今の管理センターに移ってからは、そういえば、あまりしゃべる人もなくなりました。家でも愚痴ったことはありません。」

「確かに、今回は余り愚痴らなかったように思います。自分も忙しくて彼女の愚痴につき合ってやっていないように思います。」と主人が率直な感想を述べた。

「いままでも結構いろいろと話を聞いてもらうことが多かったのではないですか。」

「そうです。今まではおしゃべりしてストレスを発散していたのかもしれません。」

「ところで、今の管理センターでは、そんなおしゃべりにつき合ってくれる人はいなかったのですか?」

「やめたSさんが、一番近く、よく話をしていました。今の職場のYさんとBさんが仲が合わず、私が真ん中で調整しているようなわけで、あまり話をすることがなくなりました。」

「朝起きれなくて、週に一度休みを取るようになったのもSさんが退職して、2～3ヶ月後からですね。」

「そうです。」

「ところで、Sさんが妊娠退職した時、どんな印象を覚えましたか。」

「自分も2年で、子供を作ると決めていましたから、次は自分がその番だと思っていました。だから風疹に罹っていないことが気になっていましたので、今年の1月に近くの保健所に電話しました。保健所ではワクチン接種はやっておらず、近くの開業医にでも尋ねてくださいとのことでした。結局、本社の健康管理センターでやってくれることがわかりました。予防接種のときには、確実に妊娠していないことを確認してきてくださいと言われ、そんな時はいつかなぁと思いながら、まだ受けていません。」

「結局あなたの一番やりたかったことは、子供を生むことだったのですか。

生んでからも仕事を続けたかった？。」

「子供を生んで家庭に入ることです。自分は母親が家庭にいてくれる生活を求めていましたので、妊娠したら家庭に入りたいと思います。」

「それを選択肢の最初に持ってくるとすると、結局は早期退職ということになりますね。」

「この間から主人とも話していたのですが、いずれの道をとるにしても結局、同じ結論、退職して家庭内に入るということになってしまいます。」

「ご主人との年齢差を考えると、子供が欲しいのなら、早く作った方が良いと思います。しかし、あなた自身、家庭に入れば世間は狭くなりますが、それに耐えられますか。」

「それが一番の悩みです。」

「子供は好きな方ですか。近くに赤ん坊がいれば、赤ん坊を抱き上げる方ですか。」

「今まで自分の周辺にあまりいなかったので、関心がなかったです。家庭の料理もあまり得意ではありません。」

「子供のこと以外にもなにかひっかかることがあるように思いますが。」

「自分はあまり"しつけ"をとやかく言うのが好きでなかったです。今度の新しい仕事で、THPと新人教育をやることになるかと思うと気が重くなりました。とくに新人教育は自分にもっとも向いていないものだと思っていましたので、やってくれるように言われたときにがっくりしました。」

「そのとき断らなかったの。」

「すぐにOKしました。職場の人間関係を考慮すると自分がやるしかないと思っていましたから。

しかし、3月22日夜残業中、同僚から『今度はAちゃんに辛抱してもらわなぁ』ということで、任務分担が決まったらしく、他の人が固辞した結果、自分におはちが回ってきたのを聞いて、自分の存在感が無視されたような気分になって落ち込んでしまいました。その日以来、会社に出ていません。

会社では、温厚ということになっていますが、実際高校時代より落ち込みが激しく、そううつ気味でした。」

「2年間、2年間と心に決めていたのが、そうならず心の堰が破綻をきたし

たようですね。」

　結論的には、
　　　①自分は子供をもうけて家庭に入ることを第一選択にする。
　　　②自分で納得できる退職方法を考える。
一応の復帰方法としては、
　４月25〜28日は午後から出勤する。できれば一日はフル出勤ができればさらに良い。
　４月29日〜５月８日までのゴールデンウィークは休み。夫婦でどこかへ旅行してはとアドバイス
　５月９日より、正常勤務。できない時は最低午後出勤。それもできないときはもう一度面談する。

その後の経過
　４月22日の面談後、Ｉさんの送別会に出席前に、管理センターを訪ね、自分の席があるのを見て、ホットしたとのこと。
　４月25日連絡無く欠勤。
　４月26日10時頃より出勤。割に遅くまで出社していた。
　４月27日創立記念日。自分が担当していた社内報が表彰されることになり、その代表者として表彰を受けた。
　「ゴールデンウィーク中の５月２日、６日の出勤日にも出勤したい」と申し出ているらしい。
電話でのご主人の話
　・４月22日は話を聞いてもらったあと、夜はぐっすり眠れたようで、自分はほっとした。
　・25日は少し興奮して眠れなかったようで、朝、出勤時に声をかけたが出かけられなかった。
　・４月26日は10時頃より出勤し、27日の水曜日は８時30分には出勤していました。
　・すっかり良くなったようです。

Aさんの電話
- 今日（4月27日）は朝6時に起き、社内報編集の代表者として、事業場表彰を受けました
- 昨夜は、航空機事故（名古屋での中華航空機墜落事故）の犠牲者が黒こげで運び出されるTV映像をみて、以前航空機事故で死んだ友人のことが交錯して眠れなかった。しかし、3時頃には眠れて、今日は元気である。
- 25日の月曜日は興奮して眠れなくて、出勤できなかった。
- ゴールデンウィークもカレンダー通りの飛び石出勤なので、カレンダー通り出勤したいと思っている。

　そこで、あまりはりきり過ぎないほうがよいと思いますとアドバイスしたところ、どちらか一方の出勤にしますとの返事。

5月6日

　ゴールデン・ウィークの中の出勤日。管理センターはカレンダー通りだから通常業務である。管理センターに11時頃に電話した。今日は出勤する予定であるが、朝に電話があって、昨夜は眠れなかったので、午後から出勤したいとのことであった。はりきり過ぎのきらいがみえたので心配していたところ、午後2時過ぎ、元気な声で私の方へ電話が入った。

　一言忠告。「余り頑張りすぎないこと。」

　その年の12月に予定どうり退職し、しばらくは子供ができずにぶらぶらしているとの噂をきいた。私の方は仕事が忙しく会社の方にしばらく連絡をしていなかった。久しぶりに彼女のかっての上司に電話したところ、おめでたであることを知った。

　翌年の4月に男児を出産し、子育てに忙しくしている。

その3：昇進うつ病

5月10日

　嘱託産業医をやっている企業の部長より電話が入った。相談したいことがあるとのことで部長と営業課長が来校された。部下の営業課長補佐Ａ氏の“心の病い”についての相談であった。

Ａ氏の“心の病い”の経過は以下の通りであった。

　Ａ氏（39歳）は営業課長の有能な片腕として、主に輸出入貿易業務を担当していた。3年前の春に課長補佐に昇格し、総括、総合的な仕事も多くなってきた。

　その年の秋より体重が減り始め、最終的に10kgの体重減少をきたした。

　一昨年2月。市民病院の心療内科を受診した。下痢、不眠症、胃が張る、倦怠感などの不定愁訴があり、仕事上の判断力、集中力、思考力がないという訴えであった。そのうえ、話もできなくなった。

　精神安定剤を処方してもらったが、上記の慢性症状は一年間持続した。

　昨年2月。前回より症状が悪化し、疲労蓄積が明らかとなった。

　昨年3月。1～2ヶ月休養が必要だとの主治医の方針で、自宅静養1ヶ月の診断が下ったので、営業課長と安全衛生担当課長が主治医と面談した。

　　主治医の診断書：自律神経失調症

　　　　　　　　　　約1ヶ月の自宅静養を要す。

　　　　原因：① 疲労蓄積

　　　　　　　② 精神的ストレス

　　今度の方針：① 自宅静養。1～3ヶ月

　　　　　　　　② 半日勤務。15^{00}まで勤務し、徐々に慣らす。

　　　　　　　　③ 思考ができる段階で今後の配置を相談する。

　診断に従い、昨年3月1日～3月26日まで自宅静養した。自宅では静養できないとのことで、後半は本人の実家にて静養した。しかし、好転しなかったので、3月27日市民病院心療内科に入院した。

　5月2日市民病院にて、主治医、上司の課長、本人の三者面談がもたれた。

5月14日に退院のめどがついたので、退院後の職場復帰を含めた面談であった。

　退院後のスケジュールは以下の通りであった。

①　退院後自宅で職場復帰のための訓練。運動、自己統制法などを行う。

②　一週間後より出社を開始する。

　　はじめ1週間は、12^{00}ごろまでの勤務とする。

　　2週間目は、15^{00}ごろまでの勤務とする。

　　3〜4週間目は、17^{00}と徐々に復帰させる。

③　5月の終わりに復帰状況しだいで、再度主治医と三者面談を行い、復帰職場を決定する。

本人との面談内容：

Q：どこに復帰したい？

A：現在の職場に復帰したい。

Q：では、その職場でどうして悩んだのか？

A：①　課長補佐になって、自分の仕事がつかめなかった。係長のような日常業務がなく、空白の時間があり、考え込むことが多かった。

②　課長補佐として、企画力、大きなプロジェクトの構想アイデアが出なかった。

③　各係が分離しており、それぞれの係の毎朝のミーティングに入れず、ジレンマがあった。

④　毎晩遅く（22^{00}ごろ）まで部下が仕事をしているのに、自分だけ早く退社するのは、なんだか申し訳ないという気持ちがあり、なかなか自分だけ早く帰れなかった。そんなもやもやがうっ積した。こんなことは上司にも言えなかった。

直属上司の判断：

悩みの原因：①　部下に悪い（誰にでもよい顔をしたいという気持ちがある）。

②　役職に対する認識不足（管理職は、自分の不本意なこともあえて言わなければならないし、泥をかぶることもあるが、そういった認識が欠けている）。

復帰後の配置に対する意見：

①　上記のことを認識し、割り切って業務を行えるなら、管理職として、現職場で再挑戦の機会を与えたい。

②　それができなければ部下のいない一匹狼として動ける職場に配置転換をお願いしたい。

③　以前いた職場への配転は、入社以来の職場であるから容易に業務は行えるが、10年前に戻ることになるのでよい選択とはいえない。

上司の所感：

　Ａ君とは10年以上も一緒に仕事をしてきたのに、業務のことで本当に悩んでいるなら、なぜ相談相手になれなかったのかと考えると、自分が情けなくなる。さらに、彼の性格は十分に把握していると思っていたのにできなかったのがつくづく情けない。

　この話を聞いて、まず感じたことは、単なる自律神経失調症だろうかということであった。直接の上司の営業課長には、積極的傾聴法について話をし、上役が部下の言いたいことをじっくり聴いてあげることから“心の健康”が始まることを強調した。

５月28日

　現職場で、Ａ氏と初めて面談。

　今週から出社とのことであった。

　まず、自発的な発言が少ないことが第一印象であった。

　この段階で新しい職場への配置転換がすでに決っており、午前中に支店長に挨拶をすませたとのこと………気分一転してよいかも知れないが、自分で適正職場の判断ができるほど回復しているかが問題である。

　家族のこと、妻、子供、両親についての質問をした。質問に対しては答えるが、自分から話すことは少ない。

　こちらの意見に反対することもなく、肯定、否定の意志表示が明らかでなかった。

　夜寝る時には、催眠剤を使用し、自律訓練法を実施しているとのこと。毎週1回市民病院心療内科を受診している。
　ゆっくり職場復帰することが重要だが、まだ自分が入院した本当の原因についての“さとり”を感じていないとの印象を受けた。

6月17日

　新しい職場での面談。
　今の仕事は、初めてなので、なかなか糸口がつかめずらい。とくに、週はじめの月曜日に疲れが残り、休みたいと思うことが多く、先日も休みをとってしまった。
　「お母さんも心配されているのではありませんか？」
　「かなり心配しています。私の母は、20歳の時に私を生みましたので、姉弟と間違えられることが多いです。」
　疲れを残さないこと。5時以降の生活も考えて下さいとアドバイスした。もう一つ自発的な発言もなく、職場転換の時期が少し早かったのではないかと危惧された。

7月25日

　安全衛生委員会の前に面談。
　「今の仕事、一人立ちがまだできずにいます。同僚と一緒に顧客先に出かけ、以前の仕事に関係する事項が出てきた時にアドバイスを与えるのが、今の自分の仕事です。」
　「暑いので、なんとなく疲れやすい。とくに週末になにか行事があると月曜日がとても辛いです。」
　「しっかりしなければという時に分泌されるホルモンの一つであるカテコールアミンが週末までに涸渇してしまっており、週末の休みを利用して、やっと回復している状態なのかもしれません。仕事をがんばってやろうするときには、交感神経が緊張して、神経末端からカテコールアミンというホルモンが出ますが、睡眠不足や心配事があったりするとカテコールアミンの回復が遅れますので、カテコールアミンが不足気味になります。この不足が持

続することになりますと週末にはカテコールアミンの涸渇が生じてきます。この際、ゆっくり養生して下さい。あせってはいけません。」と助言した。

　「いろいろ考えて、夜もよく眠れません。」

　まだまだ自発的な行動力に乏しい。

８月30日

　衛生担当者会議の前に面談。

　交流分析を試みた。交流分析の目的は、自分の性格上の問題点を自己分析によって気づき、他人との人間関係を自分でうまくコントロールができるようにすることである。

　親の自我状態としてのＰ、大人の自我状態としてのＡ、子供の自我状態としてのＣについて説明していく。

　その後、「あなたのＣについて、どう思いますか。」と質問してみた。自分と母親の関係は、Ｐ-Ｃであり、自分の思考にＣとＰとの関係が強いことを意識しだした。やっと、「うーん。そうですね！」というように考えて話すようになり、やっとこちらの言っていることを理解し、自分の中で葛藤しているように見えた。

　なんとか底にまで達したようで、これ以降上昇気運が出ればと思う。

　クワガタ虫はうまく飼えば越年する話をしてくれた。

10月5日

　衛生週間の衛生教育講座の前に面談。

　国際見本市に出展する外国との貿易の取り決めで忙しくしている。送賃をどちらのつけにするかが為替レートの関係などでむずかしい。しかし、この関係については、長く仕事に従事してきた得意の分野であるから、同僚にアドバイスしてやっている。

　催眠剤は飲まないようにしている。

　「父や母からは、しょっちゅう電話がかかってきます。こちらが２～３日電話をしないとすぐに向こうからかかってきます。早く立ち直ってくれと大分心配しているようです。」

　自分から物事に打ち込もうとする積極性が出てきている。目をみてしゃべるようになり、目の輝きも出てきた。まだ新しい方向にむけて自分が活路を開いているとは思えないといいながらも、かなり状況は好転している。

10月31日

　管理・監督者特別研修会講演前に面談。

「いつもお世話になります。」

「薬だけは妻に市民病院に取りにいってもらっていますが、催眠剤は飲まなくても、1時間ぐらいで眠れるようになりました。」

　途中で何度も、仕事の電話が入る。電話でかなりてきぱきと指示を与えている。

「Aさんも大部元気になってこられたし、考えの窓口も広くなっていますから、この際、今までの事、気がついたことを記録されていかれたらいかがでしょうか。」

「そうですね。いい事かもしれません。実は私の父親は40年間ずっと日記をつけています。印象だけの文章ですが、なかなかいいですよ。やってみましょう。今日の先生の講話もぜひ受けさせていただきます。」

　あとは、自分の長期展望と自信がつけばと思う。

12月4日

　事務所に出かけた。A氏は仕事で外出。帰社は5時との伝言が伝言板に書かれていた。

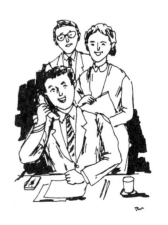

12月19日

　事務所に電話をした。

　外出だが4時には戻る予定であるとのことで、電話をお願いしますとのメッセージをおいた。

　4時44分、A氏より電話。

「自分のペースでぼちぼちやっています。一度

大学の近くに出張でくることがあったら、先生の部屋に立ち寄ってみたいと思っています。」

　すっかり声に張りがもどっていた。

　この企業では、仕事に直接関係ない病気である私傷病で4日以上の休業を要した"心の病い"は初めての事例であったので担当者も対処に苦慮したようだった。その後、A氏はすっかり立ち直り、"心の病い"を起こしそうな同僚や部下のよき相談相手になっている。

その4：管理職のメンタルヘルス

7月5日

　ある課長（49歳、男性）から電話が入り、自分の心の健康について相談に乗って欲しいとの依頼を受けた。

　うつ状態らしい。彼自身はいつもトーンを上げて仕事をしてきたようだ。昨年10月より製造の大改革をやってきたが、今年の2月頃より改革がうまくいかず、5月に入ってなにもかもが悪循環し、暗礁に乗り上げた。そのころより不眠が続き、体調の変調をきたした。健康管理室に相談し、精神科医を紹介され、投薬を受けていた。

　彼は10年前にも、うつ病の既往があった。その際にも、とことん仕事を頑張り、どうしようもなくなって健康管理室に相談し、大学病院を紹介されて受診し、即刻入院した。

　その一件以来、本人は、自分の人生を表舞台の主役として送るのではなく、"いぶし銀"的存在になろうと思っていた。しかし、製造現場でのリストラの主担当になり社長から激励を受けたこと、親友が部長に昇格したこと等が引き金になって、自分ももう一度勝負してみようという気になった。

　おそらくは根回しの不足と、複雑な組織内での"押し・引き"を考えず、改革を"押し"一方で進んだのであろう。

　さらに昨年からの製造工程の重要項目に対する対応で、休日がなく、半年間一日も休んでいなかった。

　改革に対して、1月頃から反対意見が続出してきた。彼自身の部下からもブーイングが入ってきた。重要な改革ゆえ秘密裏に行われていた感が強いが、部下に任せる仕事もあった。しかし、昔から自分で全部背負い込む癖があり、今回も自分で全部処理した感があった。

　改革そのものの挫折は、上司の担当重役の責任も大きいと重役や部長が慰めてくれたが、本人は非常な責任を感じていた。上司はすまないと思ったらしく、休養を兼ねて、近々提携する海外工場の視察を命じた。本人にとっては休みたいの一途だったが、せっかくの上司の厚意を無駄にしてはと海外視察に出かけた。結果的にはさらに疲れを増してしまった。

すべてが悪い方向に廻っていたが、なんとかしなければという気持ちが強く、さらに自分を叱咤激励して生活していた。何をやってもうまくできなくなってしまった。

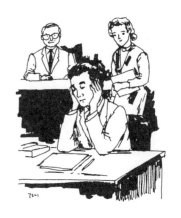

その上に、家族の心配事が重なった。80歳を過ぎて一人暮らしをしていた父親を自宅に引き取ったが、父親が新しい環境に適応できず"うつ状態"であり、外資系の会社に勤めた娘が多忙による職場不適応で退社をしたいと訴えてきた等の心労もあった。しかし、妻が親分肌で、全部を明るく受け止めてくれているので助かっていると感じていた。

アドバイス：

  ・今出来ることしかできないし、今できることは休むこと
  ・会社人間のあなたから会社をとったら何が残る？
  ・会社はあなたなしでも動くよ。動かなければ株式会社ではなくて個人商店だよ。
  ・有給休暇も残っているなら、すぐにでも休んだらいいよ
  ・復帰してからのことを考えているが、元気になることが先決だよ。
  彼は休みをとると約束した。

それから2ヶ月後の週末の金曜日

  午後10時頃、仕事で少し遅くなった。帰りの駅で彼にばったり会った。かなり疲れた様子であった。立ち話をした。

  「休暇を取ろうと思ったが、みんなに励まされ取らないことにした。上司と妻がとくに励ましがきつく自分の本当の気持ちが打ち明けられなかった。そんな状態でずるずる2ヶ月がたっている。最近、人の言うことも聞き違うことも多く、小さなミスをいっぱいしてしまう。そのたびに自分としては非常に落ち込んでしまう。日常作業の最低量をこなすのが精一杯である。ほとんど糸がきれた凧である。」と一気に話した。

　自分としては2ヶ月たっているから、かなりよくなっていると楽観していたが、余計に悪くなっていた。

アドバイス：

　・自分の苦しさをはっきり言った方がよい。

　・すぐに休んだほうがよい。

　・休むか休まないかを決めるのはあなただ。

　今回は、休む方向で上司に連絡すると言いながら、肩を落として歩いていった。

　週明けの月曜日に職場に電話があり、上司に相談し、専門家に見てもらうことになったとのことであった。

　水曜日に専門医を受診し、「うつ病で1ヶ月の休養加療を要する。」との診断書が出た。専門医の話だと1ヶ月の診断書を一応出しているが、非常に長引くケースであろうとの予測を述べていた。同伴した妻だけは、その診断書に不満そうな顔をしていたらしい。まだ家族の理解を得ていないのかと思うと少し淋しい思いがした。

9月16日

　自宅に電話した。1週間の休養でかなり元気になり、1ヶ月もすれば復帰できると話した。焦らないことと何度も念をおした。本人少々不満気であった。

12月7日

　休職3ヶ月が経過した。主治医に電話し、彼の病状について話をきいた。経過は余り良くなく復職まで長引くような感触を主治医は持っていた。

　自宅に電話した。妻と外出中であったが、帰宅後電話がかかってきた。

　「家にいてばかりでも仕方がないので、散歩することにしています。近所の手前もあり、夜に外出することが多いです。自分では大丈夫だと思っているのですが、いかがですか。」と尋ねてくる。今まで行動に対しては自分でさっさと決める性格であったので、「焦らずに精神的なエネルギーが貯まってくるのを待って欲しい。」と忠告した。

1月7日

彼の所属している健康管理室に新年の挨拶で電話をした。健康管理室の保健婦から、来週より復帰するとの情報が入り、余りの急展開にびっくりした。上司から主治医への要請があったとのことであった。上司がここで本人の復帰希望に簡単に妥協しては、返って彼の回復に良くないのにという危惧を私は感じた。

1月14日

復帰4日目。かれの職場に電話。話ぶりにも元気がなく、席にいるのも苦痛であることが感じられた。「身体の疲れを感じたならば、健康管理室で休めばよいではないか」とアドバイスした。その後すぐに健康管理室で横になり、その日一日職場に復帰することはなかったとのことであった。

　次の週に、主治医を受診、そのままもう一度休職となった。

1月25日

　3ヶ月以上の職場をブランクにしたことが、非常に重荷に覚えており、年が変われば何とか出社しようと、そのことばかり考えていた。上司にも訴え、主治医との面談でも、元気を装っていた。出社したとたんに緊張がくずれてしまった。今は自分に対する自信を無くし、とても弱気である。
「主治医にデイケアへの通院を進められたのですが、どうですか？」と質問してきた。元気な時の彼は、自分の行動の是非を他人に聴くような人柄ではなく、行動した結果を報告する人であった。この休職中はつねに自分で判断ができない状況が続いている。

　「自分の行動を自分で自信もてないかぎり、あなたらしさは戻っておらず、復帰することはないと考えて良いと思います。じっくり焦らないことが一番です。まず自分の生活状況をはじめ、自分の行動を記録しておくことが一番ですよ。」

2月6日

　健康管理室から電話が入り、彼が今日から復帰したとのことであった。あ

まりに唐突であったので、少し驚いた。早速、本人に電話した。

「デイケアに出かけましたが、周りの人にとけ込めず、自分が何故その中に入らなければならないかと思い、辞めてしまいました。次に、以前お世話になった先生を訪ねて、診察してもらったところ、うつ病ではないと診断され、会社に出社してもよいということでしたので、こちらの主治医の先生にも話して、復帰となりました。」と話した。声は余り元気ではない。彼は自分の状況に良いように診断してくれる医師を捜していたのである。しかし、考え方をかえれば、そこまでの行動ができることは、症状がよくなってきた証拠であるかもしれない。

「無理をしないように。」と忠告して電話をきった。

5月

その後、パソコン教室にも参加して、新しい生活をスタートさせた。上司の取締役も定年退職した。

6月

1ヶ月も続かないうちに、また休みがちになった。自分の仕事は後輩が仕切ることになった。何もやることがなくぶらぶらしている様子は、大部屋の社員全員の知るところとなった。時々、彼に電話するといつも席におらず、電話を受け取る社員の居場所についての返答が次第に歯切れが悪くなっていった。

9月

その後、同じ様な精神的な経験をした同僚と運動教室にかよっていたが、調子はあまり上向かなかった。

12月

3ヶ月後、健康管理室に電話し、彼の様子を聞いた。元気にしているとのこと。この間の大きな出来事としては、主治医を変えたとの事であった。今度の先生とは非常に馬があって、気分が爽快になるらしい。前の主治医に対

する不満は私もよくきかされていたが、あまりドクターショピングはしない
方がよいと忠告していた。しかし、主治医との人間関係がよくなるとこんな
にもよくなるのかと言うほどの急速な回復ぶりをみせて復帰した。

　"いぶし銀"としての彼の存在が輝く日を期待している。

その5：更年期女性のうつ病

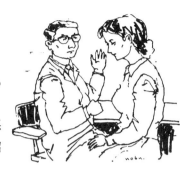

T.N.（54歳）さん、女性、ライン検査。
主人はプレス工場を経営。子供はなし。
近所では、仲の良い夫婦として評判である。

平成○年5月頃から、ときどき気分が悪くなり、健康管理室に来所し、専門医を紹介され、過換気症候群の診断を受けた。

その後、自覚症状が持続するにともない、眠ることができなくなり、睡眠薬と精神安定剤を処方された。自分では薬を飲むことに非常な抵抗感があり、早くやめたいと思っている。

平成○年7月、息苦しくなり、健康管理室を受診。過換気症候群の発作の診断で、休養室にて2時間ほど休養した。

平成○年9月、健康管理室を受診。私は、この時初めてこの作業者と話をした。更年期障害によるうつ病であると自ら話し出した。

月経は昨年6月を最後にそれ以降ない。2～3年前までは規則正しくあり、その後間隔があいてきた。顔がほてったりの症状が出ていた。

料理をするのが好きで、ご主人においしい料理を食べさせてあげたいと思っている。食事の準備をしているのに、ご主人が食べないことが月に2～3度あり、そんな時は非常に頭にくる。電話ぐらいしたらよいのにと思っているが、自分の胸の内にしまってしまう。とは言っても、主人も一生懸命働いているのだから、月に2～3度外食をするのを責めてはよくないと、自分で自分を責めている。

ご主人のことをいつも気にしているのに、ご主人は健康にも無頓着で、このまま死んでもよいと言うから余計に腹が立つ。

最近は、睡眠がよくとれず、焦ると余計寝られない。睡眠剤を使ってみても余り眠れず、昨日も2度目が覚めた。

毎日の日課は？
朝4：00に起床

　　　　朝食（パン、サラダ）

　　　　夕食の段取り（主人に美味な夕食をたべさせるため）

　5：30〜6：30

　　　　自宅近くの公園へウォーキング

　8：00　出勤（自転車）

17：00　帰社（スーパーで買い物）

17：40　帰宅

　　　　風呂・朝刊を読む

19：00　夕食の準備

　ご主人は朝6：00に出勤し、夕方19：00〜20：00に帰宅。

　ご主人の朝食は、妻がウォーキング中に、妻が用意しておいたものを一人で済ませ、顔を合わせないまま出かける。夕食だけが二人の生活である。夕食後は主人は1階、妻は2階の部屋にいて、自分たちの趣味（妻は読書、ご主人はテレビ）で過ごしている。ご主人の喫煙には耐えられない。ご主人が果物を欲しいと言ってきても、用意はするが、食べるのはそれぞれの部屋である。

　一緒に旅行に出かけたこともなく、2回の海外旅行も一人でツアーに参加した。

　夫婦関係もこの15年間ない。

　夕食だけはどんなに身体の調子が悪くても作ってきた。そのために朝に下準備もした。夕食に対する執着が強い。

　「夕食以外は、べつべつに過ごし、同居人みたいな生活をしていますね。もっとご主人との時間をつくってはいかがですか？たとえば、朝食を一緒に食べてはいかがですか？」

　「しかし、そうすれば、ウォーキングの時間がとれなくなります。」

　「食事をご主人と一緒にする時間のほうがあなたにとっては大切なのではないですか？それに、そんなに、体重を気にする必要もないですのに。」

　「ええ。」

　「眠れないのに、朝から晩まで緊張して、余計に精神的なエネルギーを使ってしまっています。それよりは、ご主人と一緒にいる時間を多くしたほうが

よいのではないですか。」

「そうですね。」

「次回は来月、時間があればお話しましょう。」

「きっと来ます。」

　次の週（前回の面談は、金曜日）、健康管理室を訪れ、非常に気分が滅入っていることを訴え、精神科専門外来を受診した。しかし、来月の面談には必ずくるから、私に時間を開けて欲しいと予約をとりにきた。精神外来の診断結果うつ病にて1ヶ月の休業加療になった。

9月25日

　うつ病にて、1ヶ月の休養

10月15日

　服装が晴れやかになり、美しく化粧してきた。

　うつ病にて、9月25日より休養中である。

　表情は豊かになっていた。

　夫婦は1階で一緒に寝起きをしているとのこと。

　「先生にいわれた通りにしています。

　今から考えれば、うつ的な状況は、今年の2月頃からあり、6ヶ月主人に食事を作らなかったこともありました。

　普段は活発でしたが、前の面談の時は最低の状態でした。自分の性格としては、少々そううつ的であると思います。」

　「復帰は焦らずゆっくりした方がよいですよ」と忠告した。

　来月、また面談にくるとのことであった。

11月21日

　自覚症状はない。他覚的にもなんらの症状はない。

　血圧：125/78mmHg、心拍数：82回/分で、正常であった。

　来月（12月2日）より復帰の予定である。

　抗うつ剤の内服は続けている。

夫婦関係は良好であり、困っていることはない。

料理は3品ぐらいを毎日作っている。主人は夕食をたべなかったことはない。

もし働いてみて、再び精神状態が不安定になれば、仕事を辞めようと思っている。

12月2日

本日より、出社。気分良好との由。

12月16日

元気に健康管理室に来所。

薬は一回3錠を2錠に、徐々に減らしている。

昨日病院に行った時、同年輩ぐらいの人がうつろな姿でいるのを見かけた。自分もそうであったかと思うと夢のようだ。

「毎年正月に姉妹が集まっていましたが、今年は自分が"しんどく"て参加できないと連絡したら、姉妹みんなが集まらなくなってしまいました。来年は自分が音頭をとって、姉妹全員で集まることにしました。今年の正月からすでに、"うつ"が始まっていたのかも知れませんネ。しかし、今は元気になれてホットしています。…また、再発することはありますか?」

「しっかり治しておけば大丈夫ですよ。再発の可能性は、一生で2度ぐらいだと言われています。もし再発したとしても、今回の症状を覚えておけば、早期に対応ができますからね。」

「その通りですね。自分の症状をメモしていますので、十分に対処できると思います。

また、来月きます。」

その後、元気で職場で働いている。ときどき健康管理室にも顔を出している。

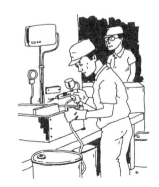

第4章　有害物をとじこめる（有害業務の管理）

その1：有機溶剤取扱い作業場

この工場に出かける時は、いつも雨がふっている。

塗装工場の局所排気装置（局排装置）の完成をいつも期待して巡視に出かけているけれど、今日も裏切られそうだ。

平成元年の有機溶剤中毒予防規則の改正で、有機溶剤業務に従事する労働者に対して、雇入れ時、有機溶剤業務への配置替え時、及びその後6ヶ月以内ごとに一回定期的に有機溶剤健康診断を行わなければならなくなった。

この健康診断では、

① 業務の経歴の調査

② 有機溶剤による健康障害の既往歴の調査

③ 自覚症状または他覚症状の有無

④ 尿中蛋白の有無

その他に、特定の有機溶剤ごとに指定された特別な検査

⑤ 尿中の有機溶剤の代謝物の量の測定

⑥ 肝機能検査（GOT、GPT、γ-GTP）

⑦ 貧血検査（赤血球数、血色素量）

⑧ 眼底検査

の項目の実施が義務づけられた。

シンナーを使用する労働者では、尿中の有機溶剤の代謝物の量の測定が義務づけられており、シンナーの主成分であるトルエンの代謝物である馬尿酸を測定しなければならなくなった。

この工場で初めて実施した有機溶剤健康診断での尿中馬尿酸の測定結果は、塗装業務でトルエンを使用する有機溶剤作業従事者4人のうちの1人が、馬尿酸濃度1.33g/ℓの分布2（0.5〜1.5g/ℓの幅）に入ったということであった。塗装場の局排装置はまだ完成していない。担当者によるともうすぐでき

ますとのこと。しかし、これで、もう少なくとも6年間、引き継いだ3代の産業医が同じことを聞いている。

　工場担当者も、有機溶剤健診結果には、気がかりのようだったので、作業環境測定を依頼していた。その結果は、作業場所の気中有害物質濃度が管理濃度[1]（100ppm）を超えない管理区分1であった。

　有機溶剤中毒予防規則の改正で定められた"有機溶剤の分布区分（1～3）"とは、何なのだろう。

　この分布は、有機溶剤の曝露による労働者の体内摂取の分布を知るためのもので、大ざっぱに3つに区別されている。分布3は比較的多い群、分布1は少ない群とする。分布3以上になれば許容濃度を超えている。すなわち、代謝されて馬尿酸になるトルエンの許容濃度は、この測定を義務づけられた当時、100ppmであり、この濃度のトルエンに8時間さらされると、2.5g/gCrの馬尿酸が尿から排泄される。gCr、すなわち1gのクレアチニンは、大体1ℓの尿で排泄されるので、2.5g/ℓの馬尿酸以上が許容濃度を超えることになる。つまり分布3以上が許容濃度を超える曝露に相当する[2]。

　この作業環境状態を経時的に観察することによって、作業方法の改善に心がけることが労働基準監督署に有機溶剤健康診断結果を報告させる主な理由であり、分布そのものによって、正常、異常を定めるものでない。

　分布2の場合には、かなりの量のトルエンを吸っていることになり、作業方法などに問題がある可能性が高い。作業場の巡視をしてみると、問題の作業員は、塗装の手伝い業務で、塗装前の洗浄を担当している。洗浄にも有機溶剤を使用するので、保護具はつけている。

　塗装従事者ではなく、手伝いの作業員から多くの馬尿酸がでているという結果は納得がいかない。作業状況を注意深くみてみると、塗装している現場の風下で、洗浄作業を行っている。作業環境測定でも、風下はトルエンの濃厚濃度の箇所であり、洗浄作業をわざわざトルエンの濃厚箇所で作業している結果となった。

　したがって、作業工程の順序を変更することで、とりあえずの改善はできるので、その点を指導した。しかし、根本的な改善にはなっていない。この工場においては、塗装工程は、工場の主工程ではないので、改善に対する投

資がなされていない。このような工程に働く作業員は数の上からも少ない。異常所見も無視されがちであるので、とくに産業医は注意して、かれらの健康を守らなければならない。

　しかし、この場合のように、一人だけが分布2であることは、この人の作業環境の改善が一番に検討されるべきであった。

　また、シンナーのドラム缶が作業場周辺に放置されているのも気になった。シンナーの保管が悪いと、極端な場合、シンナーを吸っている若者が夜、シンナーを求めて、侵入してくることにもなりかねない。かれらは店でシンナーが容易に買えなくなっているために無謀にも柵を乗り越えて工場の敷地内に入り込む。かれらの吸うシンナーの中には、かなりの割合でメタノールや酢酸エチルが含まれており、トルエンなどの主成分による中毒症状の他にこれらの含有物による視力障害がおこり視力を失ったりする。シンナーに含まれるメタノールによる視神経萎縮から視力を失った女子高校生の一例報告が大学雑誌になされていた。それ故、有機溶剤の保管もしっかりしてほしいとの要望を伝えた。

　こんなことを、新しく安全衛生管理担当者になったA氏と話し合った。自分がこの工場の産業医になってから、この人で早くも4人安全衛生担当者が変わった。安全衛生担当者がこんなに変わって安全衛生業務がやって行けるのか疑問を覚える。その都度、若い人に変わって行くし、職位もどんどん下がって行く。前の担当者は巡視中に会っても自分は関係無いといったような態度がみられる。また新しい担当者を教育していかなければならない。

　A氏との話し合いの中で、"40歳以上の従業員のための健康"について話が及んだ。

　現実問題として、今年8人新しく入った高卒の若い従業員が、6ヶ月の間に、6人までやめてしまい、2人しか残っていない。従業員の平均年齢が44歳となり、今年度の新卒生の採用もうまくいっていない現状を考えると、いま会社が持っているマンパワーをいかに温存していくかが重要な経営方針になってもよい。現実に、仕事はあるのに従業員が集まらず倒産した企業もある。

　現在、北九州の労働力は大きな溜池に入っている水のようで、総量が決ま

っている。それを各企業が取り合っているのが現状である。したがって、"40歳以上の従業員の健康を保持増進するための方針"に早く取組む必要があるのではないだろうか。健康測定についての取り組みを奨励した。

最後に、「今度訪問する時には、局排装置が完成していることを期待しています」とのメッセージを残して、雨の工業団地をあとにした。

6ヶ月後の二度目の有機溶剤健康診断で、シンナーを使用する有機溶剤作業従事者の尿中馬尿酸濃度測定の結果、分布3が1名、分布2が1名認められた。2名ともパートタイマーで働く女性であって、シンナーで部品洗浄をしていた。使用量も少ないので保護マスクもかけなかったし、衛生教育もなされていなかった。彼女らにはなんのために保護マスクを着けるのかについての知識もなかった。早速、衛生教育をおこない、保護マスクの使用を義務づけた。

以前は、塗装の手伝いをする労働者で、今度はパートタイマーで部品の洗浄をしている女子労働者と、いずれも専属業務として有機溶剤を使用している労働者ではなかった点、特に注意をする必要がある。

3ヶ月後、局排装置をつける決裁がやっと下り、局排装置の図面引きが始まった。辛抱強く会社に訴え続けた産業医と保健婦の努力が実ったものと、保健婦と手を取って喜んだ。

局排装置が立派に稼働し、有機溶剤作業従事者の中に多量に曝露される労働者が出ないことを見守っていかなければと、久しぶりに晴れた日に工場巡視をしながら思った。

注1）平成12年現在、トルエンの管理濃度は50ppmである。
　　2）管理濃度は50ppmになっているにもかかわらず、分布3は2.5g/ℓのままである。ACGIHでは、50ppmに対する尿中馬尿酸値1.6g/gCrを採用している。

その2：筑豊じん肺

《筑豊廃坑》

　エネルギー革命は、石炭から石油、原子力さらに多くのエネルギー源を求めて進行している。石炭から石油への変換の中で、多くの人びとが人生を翻弄させられてきた。

　もっとも苛烈な"エネルギー革命"の嵐に翻弄された筑豊五市四郡の人口は、約40年の間に大きく減少した。昭和28年（1953年）には94万9370人と北九州市や福岡市と肩を並べる人口を誇っていたが、石炭の合理化政策が押し進められるに従い、昭和35年（1960年）には87万9398人、昭和37年（1962年）には80万0987人、昭和39年（1964年）には72万7872人に減少し、10年後の昭和43年（1968年）には64万8863人へと減少を続け、人口の3分の1が流出するにいたった。一部は北九州の重工業地帯の労働者として、また一部は福岡の第三次産業の労働者として、さらに一部は関西や東京へと住居を移し、遠く西ドイツ、南アメリカへと移住する者もいた（『写真万葉録筑豊1人間の山』、葦書房）。

　筑豊地方では、中小の炭坑が多く、合理化の波をまともに受けていた。さらに、大手の三井山野炭坑でも、昭和40年（1965年）6月1日にガス爆発をおこし、237名の死者と27名の一酸化炭素中毒患者をだし、昭和48年（1973年）3月30日、廃坑となった。

　石炭の廃物で築き上げられたボタ山にも、今では木々が根付き、緑の山肌をみせている。また、石炭の集積町として栄えた町並みは、老朽化し、ただ静かに昔の面影を残すのみである。

　平成2年度（1990年）の国勢調査に基づく筑豊五市四郡の人口は63万2082人であり、福岡県の二大産業中心地への労働力の供給源として位置づけられている。近年、北九州市圏より福岡市圏の方が吸引力が強くなりつつあるのは、重厚長大の製造業から第三次産業への産業形態の変更過程が反映しているものと思われる。

　かって、炭坑で働いていた人々も、移り住んだ地でそれぞれの生活を営み、定年を迎える歳となった。炭坑で働いていた若かりし頃の思い出はあまり意

識することはなかったが、思わぬことで過去の職歴を披露することになった。

《じん肺健診》

　嘱託産業医をしている企業の安全衛生課長から電話で、「従業員の一人がじん肺健診で有所見になったのですが、どんな対策をとればよいのか、お教え願いたい。」との依頼があり、午後から事業場へ出かけた。

　従業員は、59歳のTさんで、セメントの袋詰め監視業務にたずさわっていた。現在粉じん作業は行っていなかった。

　じん肺という言葉から説明することになった。

　じん肺法に定義されているじん肺とは、「鉱物性粉じんを吸入することよって肺に生じた線維増殖性変化を主体とし、これに気道の慢性炎症性変化、気腫性変化を伴った疾病をいい、一般に不可逆性のものである」と定義される。

　定義は非常に専門的で解りにくいので、次のような説明を加えている。

　肺から空気を吸い込むと同時に、粉じん作業場では細かな粉じんも一緒に呼吸器系に吸い込む。大きな粉じんは鼻や空気の通り道である気道で溜まるが、細かな粉じん（1～5ミクロンぐらいの大きさ：赤血球の直経が7ミクロンぐらい）は、肺胞と呼ばれるミクロなぶどうの房のようなガス交換をする空間にまで吸い込まれる。吸い込まれた粉じんのうち、鼻や大きな気管にあるものは、鼻で止まったり、気管の細胞にある繊毛運動（テレビコマーシャルの"えへん虫"で有名になっている）によって痰として押し出されるが、もっと先端の肺胞にあるものは押し出される排出口がないのでそのまま溜まって行く。溜まった粉じんの中に含まれる遊離けい酸が肺胞で反応して、肺胞が増殖性変化をおこし、肺胞が壊れて行く。肺胞はどんどん壊れて、ぶどうの房はなくなってしまう。つぶれた肺胞では空気が入らなくなるのでレントゲンで白く映る陰影（小陰影）になる。反応性変化が進行すると、大きな風船のようにもなってしまう（大陰影）。

　肺胞が破壊された分空気を取り込む表面積が小さくなって、酸素とガス交換する能力が減少する。そのため運動に必要な酸素の供給ができなくなり、最後には日常生活にも支障をきたすことになる。

　じん肺健診では、肺のレントゲン検査で肺のつぶれぐあいを小陰影や大陰

影から判定し、第1型から第4型に区分する。一方スパイロメータを使って
の肺機能検査で肺の空気の取り込み能力を測定する。この二つの結果を併せ
て、管理区分を決定する。

　じん肺健康診断結果は、管理1から管理4に区分される。

　　管理1は、じん肺所見のないもの

　　管理2は、エックス線写真像が第1型であるが、じん肺による肺機能の
　　　　　　著しい障害がないもの

　　管理3は、じん肺による肺機能には著しい障害はないが、エックス線写
　　　　　　真像では障害が進行しているもの

　　　管理3イ：エックス線写真像は第2型のもの

　　　管理3ロ：エックス線写真像は第3型又は第4型（大陰影の大きさが
　　　　　　　一側の肺野の1/3以下）のもの

　　管理4は、1）エックス線写真像で第4型（大陰影の大きさが一側の肺
　　　　　　　野の1/3以上）のもの

　　　　　　2）じん肺による肺機能の著しい障害があり、エックス線写
　　　　　　　真像は、第1型〜第4型（大陰影は肺野の1/3以下）である
　　　　　　　もの

　しかし、いくら管理区分を決定してじん肺を管理をしても、一度じん肺に
なり、肺胞がつぶれてしまうと肺の機能は元に戻ることはない。従ってじん
肺を予防するにはじん肺にならないような予防手段をとるしかない。そこで、
粉じん作業者は保護マスクで粉じんが入らないようにしている。しかし、こ
のような肺の変化が、保護マスクを忘れた時にすぐ生じ、症状として急速に
現れるのであれば、誰でもすぐに保護具の重要性を認識できるが、実際は、
何十年もたってから変化が起ってくるので、つい保護マスクをつけることが
億劫になり、その必要性を忘れてしまう。それを防ぐためにも、安全衛生教
育を繰り返し行うことが大切なのだ。

《肺は鉱物粉じんの貯蔵庫》

　じん肺法は、昭和35年（1960年）にじん肺の予防と福利厚生を目的とし
て、制定された。

じん肺法施行規則、第二条の別表に示す24項目の粉じん作業に従事するものに対してじん肺健診を行うと明示されている。このうち今回の従業員の場合は、「9 セメント、フライアッシュ又は粉状の鉱石、炭素原料若しくは炭素製品を乾燥し、袋詰めし、積み込み、又は積み卸す場所における作業」にたずさわっていたが、現在ではほとんど自動化されたため、おもに監視業務にかわっている。じん肺

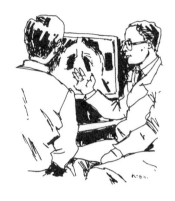

作業職場からはずされているにもかかわらず、じん肺健診だけは持続されてきた。

彼の職歴を遡って調査した。

当事業場での職歴では、昭和35年（1960年）に入社以来13年間は、粉状の鉱石の取り崩し、積み込みなどの粉じん作業に従事していた。その後は、配置転換になり、粉じん作業からは離れていた。じん肺の健康診断結果は昭和46年（1971年）より残されており、いずれも正常判定であった。それ以前のじん肺健康診断結果はなく、本人に尋ねても記憶になかった。

さらに、当事業場入社以前の職歴について調査した。

昭和26年（1951年）地元の中学校を卒業後、三井山野鉱業所に勤め、5年間石炭の積卸し作業に従事していた。その後、土方作業などの臨時作業に従事したあと当事業場に入社した。雇入れ時の健康診断結果はない。三井山野炭鉱でおきたガス爆発は、筑豊地区最大の悲惨事であった。当時の筑豊地方の炭坑での生活状況を示す写真集が『写真万葉録　筑豊』1～10として発刊されており、三井山野炭坑は第7巻で特集されている。その写真集を見ると、目だけがぎらぎら光っている真っ黒な労働者の写真が多く紹介されている。真っ黒な顔は労働者の誇りであったが、肺は鉱物粉じんの貯蔵庫となっていた。それが、何十年後の筑豊じん肺訴訟の原因ともなった。

じん肺健康診断結果は、昭和51年（1976年）時より、小陰影区分の粒状影が左肺に認められるじん肺比（PR）0/1区分（この場合は左肺に認められる粒状影がじん肺の第1型と判定するにいたらないもの）であった。雇入れ時の

健診は、行っていなかったので、当事業場に入社する以前にその粒状影があったかどうかについては、議論できない。

　昭和63年（1988年）の健診までは、判定は正常であったが、平成3年（1991年）の健診では、小陰影区分：粒状影 PR1/0（第1型と判定するが、標準エックス線フィルムの第1型（1/1）に至っているとは認められないもの）、肺が破壊されて、慢性的な酸素欠乏状態であるという指標の一つである「指がたいこのばち状になる"ばち状指"」の症状がみられたが、急性の酸素欠乏状態の指標となるチアノーゼ状態はなく、息切れ等の自覚症状もなかった。肺機能検査のうち、肺活量検査から推察する肺の容量も一秒率検査[1]からみる肺の弾性も正常であった。エックス線による肺検査所見では、小さな肺胞群の破壊を示す小陰影が存在していた。

　じん肺健診結果についての安全衛生課長との質疑応答は以下の通りであった。

Q：今回、当社で初めてのじん肺有所見者がじん肺健診で出ました。つきましては、彼の業務変更が必要ですか

A：今の段階では業務変更の必要はないと思います。

Q：所見の内容で、PR 比0/1、1/0の病的見解はどう違うのですか

A：当該者は以前から PR 比0/1と診断されていました。今回のレントゲン写真から PR 比1/0と判定されました。基本的には、PR0/1の場合には、主診断は0で、じん肺所見なしですが、1/0では1/1とは判断しないが、1程度の小陰影の存在があきらかです。ただ写真だけの判定は非常に難しいところがあります。写真の映り方でどちらにもとれるのが今回の判定で、あまり深刻に考えるほどの症状ではありません。これくらいの症状の人は土建業では非常に多くみられます。セメント作業での、じん肺は非常に少なく、他の作業での蓄積が原因ではないかと考えています。

Q：当該者は若い頃炭坑で約5年間働いていた経験があるようです。

A：炭坑従事者は、5年程度で発症しやすく、10年以上の従事者では、ほぼ間違いなく発症するといわれています。

Q：では、今回の当該者については、症状が軽く、業務の変更はありませんね。

Ａ：管理区分判定でも、PR0/1、PR1/0の判定がきわどいところで、医師により判断がばらつくところです。業務変更はまったく必要ないと考えられます。

《じん肺は離職後も進行》

さらに、定期健康診断結果も調査した。

身長　161.4cm、体重　63.5kg、

定期健康診断での有所見項目は、高血圧　160/92mmHg、肝機能検査　GOT 51IU/ℓ、γ-GTP 230 IU/ℓ、中性脂肪　TG 244mg/dℓ、さらに、尿糖　＋＋であった。

定期健康診断では、典型的な成人病で、糖尿病、肝機能障害、高血圧の三大生活習慣病（成人病）をもつ、肉体労働者に多いパターンであった。彼自身も成人病の要管理者であり、成人病の方は注意をしていたが、じん肺で管理区分をつけられるとは思ってもいなかった。

しかし、じん肺は粉じんに暴露されなくなってからも進行することが知られている。そのため離職後もじん肺管理区分3の認定を受けた作業者では、「健康管理手帳」が交付され、年一度、国が健康診断を無料で実施し、経過を観察している。

事業場は、じん肺の有所見者が出たため、エックス線写真等を県の労働基準局長に提出し、地方じん肺診察医の審査を受けた。当該者の場合、じん肺管理区分2に該当するとの通知が、2ヶ月後に届いた。

注1）思い切り吸い込んだ空気のどれだけの割合を1秒間に呼き出せるかを測定する検査方法。

その3：騒音職場

　プレス工場、金型工場、溶射工場等の特殊技術をもった工場では、その作業から出る騒音対策が大きな問題であった。

　大きな裁断機で厚い鉄板を切る作業中の騒音は100dB（A）以上になった。小さい部品を打ち抜くプレスでは、打ち抜き速度が早くなればなるほど、高い騒音が工場中に響いていた。

　働く職場は機械の音で騒がしいのが当然であって、耳栓をすることなどはあまり注意もされていなかった。従業員の中には、巡視中にみられたように、耳栓をすれば相手の声も聞こえないし、機械の微妙な変化もわからないので、耳栓は配給されていても利用しないという作業者が多かった。そのため、聴力低下が認められる作業者もみられた。

　定期健康診断での聴力検査の結果から聴力低下状況を把握し、対策を立てることにした。

　健康診断結果は、健診機関から送付されてきた状態のまま、係りの机の上に積まれていることが多かったので、聴力低下者をリストアップし、事後措置と健康相談を試みた。聴力低下者を職場ごとに分類してみると、長年同じ騒音職場で働いている班長、職長あたりに、職業性難聴に特徴的な C^5 -dip に匹敵する聴力低下が認められた。C^5 すなわち4000Hz あたりの高音領域に聴力損失がみられるものである。

　事後措置としての面談を行った。「昔は工場が騒がしいのは当然で、耳栓など考えてもいませんでした。」との回顧談が聞かれた。そこで、いままでの聴力検査の年次経過を見せて、高音域から確実に会話音域に聴力低下がみられるオージオグラムをみせて説明すると、少しは私の意見にも耳を傾けてくれるようになってきた。

　中高年の従業員が中心の100人程度の作業員規模をもつ事業場の定期健康診断での騒音健診結果を担当の保健婦にまとめてもらうと、40％の従業員が4,000Hz 以上の高音部で異常であることが判明した。事業場の担当者と相談して、事後措置の個人面談をした。自衛隊入隊時の訓練や狩猟による聴力の低下の従業員、中耳炎等の疾患による聴力低下の従業員も認められたが、大

部分は作業による聴力低下と考えられた。作業者は聴力低下についての認識もあまりなく、耳栓の使用状況もあまりよくなかった。騒音による聴力損失は、音を感じる蝸牛という感覚器官の傷害であって、一度失った聴力は取り返しがつかなく、予防するしかないことを作業者一人ひとりに説明した。何度も同じ説明を続けていると、喉もかれてきたが、同じ内容を説明する際に従業員個人に合わせた説明方法を探って行くと、何となく説明自体がひとつのまとまったものに変わっていくのが感じられ、落語十八番・得意の話芸をしているような感じがした。

　会社の担当者と相談して、従業員全体についての講習会を衛生週間に合わせて実施することになった。

　全体を集めての講習会にむけて、効果的な講演を行うための戦略を練った。

　まず、耳の構造について説明した。耳介で音を集める。「耳を動かせる人もいます」とのギャグも組み込んだ。耳介で集められた音は外耳道を通り鼓膜に伝えられる。鼓膜の膜の振動はツチ、キヌタ、アブミの３つの耳小骨に伝えられ、音は増幅される。耳小骨は医学部の解剖実習で見つけ出すのが難しく、やっと見つけ出した耳小骨３つが実に名前通りの形をしていたのに感激した記憶がある。増幅された音圧は内耳の蝸牛に伝えられる。蝸牛はまさに"かたつむり"のような形をしており、２回転半の回転をもっている。外耳・中耳から伝えられた音圧は蝸牛でリンパ液の液圧に変えられ、特定の音は特定の位置に存在する毛のはえた感覚細胞で感知され、聴覚神経に伝えられて脳で情報が感知される。

　ここまで、一般的な聴覚の生理を説明したあと、話題を変えて、テープレコーダーの自分の声だけ、いつも聞いている声と違っていると感じたことがありませんかと問いかけてみることにした。自分の声だけが、自分が聞いているいつもの声と違っているのを誰もが経験する。これは、自分の声は耳介を通して（気導）と、骨を通して（骨導）の両方の経路で聞いている。ところが、他人の声は気導を通じてのみ聞いている。テープレコーダーで録音された自分の声は、気導でのみ聞くことになるので、自分のいつもの声と違って感じられるわけである。

　この気導と骨導の検査は聴力検査に利用される。骨導検査と気導検査の結

果の両方に、同じような聴力損失があると、内耳や聴神経など音を感じる部位での障害があると考えられ、感音性難聴と判断される。一方、気道検査では聴力損失がみとめられるが、骨導検査では聴力の損失が認められない場合には、音を伝える部位の障害と考えられ、伝音性難聴と判断される。

　騒音による聴力障害は、蝸牛の感覚細胞の障害が原因（感音性難聴）であって、一度聴力の損失がおこると回復しないので、予防しか対策がない。講習会ではこのことを強調することにした。

　騒音による聴力損失は、4,000Hz（C⁵）で始まる。4,000Hzでの聴力損失を自覚することはほとんどない。なぜなら、われわれの日常会話は500Hzから2,000Hzの会話音域でなされているからである。それを放置しておくと、聴力損失が会話音域にまで及ぶことになる。

　そこで、防音対策を立てることになる。騒音を出す機械をなくすことが最善の防音対策であるが、日常の現場ではなかなかその方向には話がすすまない。騒音を出す機械を囲う等の防音対策も当然最初に行うべきだが、これも予算対策から始めなければならない。最も手をつけやすい対策として、自分の耳に入ってくる音を防ぐ保護具で対応する方法をとることになる。耳栓、イヤーマフ等の完全使用が自分達の健康を守るためにまず必要である。

　金属に薄い金属性皮膜を吹き付けて製品をつくる溶射現場では、吹き付けの際に非常に高い騒音がでる。100dB（A）を超える騒音が測定され、溶射装置が稼働していると職場全体の騒音が大きくなってしまうので、囲い込みを行い、騒音の伝搬を防いでいる。しかし、その作業に従事している作業者はそのブースで働かざるをえず、耳栓にイヤマフを併用して防音対策をとる。しかしブースの完全な密閉化には成功せず、周辺の作業場に騒音が伝搬して、作業場全体の騒音レベルが上昇している結果になっていた。

　産業医は溶射ブースの密閉化を何度も勧告してきた。その熱意に会社も対応を始め、騒音発生室の完全密閉化が検討されることになった。一社は、生産技術の技術者が担当することになり、吸音材の検討から産業医は相談を受け、騒音計の貸出までして協力した。もう一社は、完全密封室の製作は、自社では難しいと判断し、専門の業者に製作を依頼した。

　前者の事業場の技術者は、6ヶ月かけてブースを作成したが、その後、巡

視に訪れてもそのブースが稼働しているように見えなかった。技術者に直接
会う機会がなく、問題点を問いただすことができなかった。あとで明らかに
なった問題点は、作業により出る金属粉じんを集じんする局所排気装置と
ブースとの接合部の密閉性・消音性がうまくいかないことであり、この部分
から音が漏れ出るので、四苦八苦しているとのことであった。一方、後者の
企業では、工場の真ん中に強固な無響室ができ、天井部分にクレーンで材料
が搬入できるような開閉部分があって、操作は部屋の外から操作できるよう
になっていた。かかっている費用は、技術者の給与を見込むと二社でそんな
に大きな隔たりがあるようには思えなかった。一方は、すでに稼働している
のに、もう一方では、技術者が、胃の痛みをこらえながら、なんとかならな
いかと思案しているのである。ブースの密閉性が完全でないと、音の伝搬を
抑えることができない良い対照例をみたような感じであった。

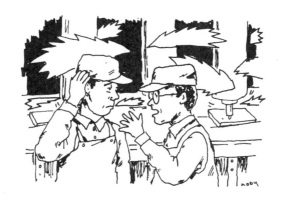

第5章　働く人への呼びかけ（産業医の広報活動）

その1：社内報：当世肥満傾向

　広報担当者から社内報に執筆依頼をうけたので、生活習慣病（成人病）の元凶である肥満について、日頃健康相談等で印象に残った話題を中心にまとめてみた。そのため、読者にとっては、以前の話題の一部と繰り返しになり、冗長な印象を受けるかもしれない。しかし、産業医の実務を通しての話題を社内報に載せることも、健康についての従業員の意識づけに有効だと思い、あえて繰り返した。

《肥満とは》

　総理府の『体力・スポーツに関する世論調査』によると、30～40歳代で、自分が太りすぎと考えている人が40％以上に及ぶ結果が報告された。

　肥満は生活習慣病の大きな要因である。口から摂取するエネルギー量と身体を使って消費するエネルギー量との収支のアンバランスが肥満には関係してくる。摂取エネルギー量の過多と消費エネルギー量の過小によってエネルギーが貯溜に傾いたときに肥満が生じる。

《摂取増・消費減》

　近年、飽食の時代といわれ、グルメブームである。ホテルには数々のレストランがあり、多くの人の舌を楽しませている。しかし、この食事によるエネルギー摂取量を正しく評価できなくなっている。一般的には過小評価している。また、お菓子やスナックなどの間食のエネルギー量もかなり過小評価している。

　一方、身体を動かすことによる消費するエネルギー量は極端に減少してきた。家庭や職場での仕事が大いに自動化されてきたからである。かって、主婦にとって洗濯はかなりのエネルギーを必要とする仕事であったが、今では全自動でスイッチボタンを押すだけの作業に変わってしまった。また、荷物を運搬する作業も人手の重労働であったが、今やフォークリフトを運転するだけに変わっている。

自動車社会の到来によって、街角の自動販売機にタバコを買いに出かける時さえも、車を利用しているのが現状である。今やほとんどの人が車で外出している。行動半径も大きくなって生活を大いに楽しめるようになり、生活の中で車を取り除くことが難しくなっている。

　生活の中で身体を動かすことがほとんどなくなってきた現在、運動不足は、ある意味では生活の"豊かさ"の証明である。運動不足を解消するためにお金を払って運動をすることが盛んである。数々のフィットネスクラブがそうである。先日もフィットネスクラブの帰りにタクシーをよび、ホテルのレストランへディナーに出かける主婦の一群をみかけた。

《運動量の過大評価》

　運動によるエネルギー消費量の過大評価も大きな問題である。先日ある企業での健康相談で運動指導をした。この人はよく運動はしていると言われたので、その内容を尋ねてみた。週末はソフトボールを3時間もしたとのことである。「守備ではどのポジションを守っていましたか」と尋ねると、「ライトだ」という。「何回ボールが飛んで来ましたか」と尋ねると、「一度もない」とのこと。打つほうも一度もバットを振ることなく三振だった。ただ立っていただけだったのである。「3時間も運動したので、試合後大いにビールを飲みました」云々。しかし、このような運動ではほとんどエネルギーを使っていない。

　また、ゴルフでハーフを回って運動しても、クラブハウスで昼食時にビールを飲めば、運動による消費エネルギー量よりビールを飲んだことによる摂取エネルギー量がかえってまさってしまう。30分連続歩いても100kcalしか消費できないのに対して、大ビン一本のビールで240kcalも摂取しているのである。

《収支のアンバランス》

　こういった摂取エネルギー量と消費エネルギー量とのアンバランスは、子供の世界にも波及している。最近、子供に成人の生活習慣病と同じ症状が出てきている。小児科の小児肥満の専門家の報告によると、小児の肥満も成人

と同じ、摂取エネルギーと消費エネルギーとの収支のアンバランスによると言われている。特に、子供の場合、勉強、勉強と追い回されていて、遊ぶ時間、場所、友達がない状況におかれ、遊んでもファミコンに夢中である。この間にスナック菓子など、エネルギーが高いオヤツをむさぼり食っている現状では、大人で見られる収支のアンバランスの現象とまったく同じ現象が起こっている。

　さらに、結婚して生じる「新婚肥満症候群」も認められる。結婚後、短期間に急速な体重増加をきたす状態である。この主な原因は義理飯である。結婚早々は、奥さんも御主人に満足の行く食事をさせようと、一生懸命料理の本と首っぴきで夕食を作っている。それも大体4人分である。料理の本には大抵4人分で書かれているからである。ご主人の方は、いままでの寮や居酒屋での食事とは違い、家庭の味でおいしくいただけるし、奥さんがせっかく一生懸命作ってくれたのだから残してはいけないという義務感から無理して残さず全部食べてしまう。ご主人の様子を見ていた奥さんは、「この人4人分も作ったのにまだ足りないのか」と気を回し、翌日もう一品余分に料理を作ってくれる。そうすると、ご主人は前にも増して義務感からこれも平らげていくことになる。この状態が続くと多量の食事があたりまえのようになってくる。この過剰摂取が義理飯である。

　一方、主婦が肥える三徴候がある。
　　①　残るともったいないから、
　　②　味見という "つまみ食い"、
　　③　ながら食い

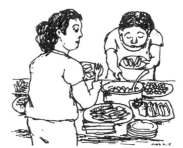

である。
　独身の時には当り前であった残すという行為も、主婦になるともったいないということになり余分に食べ過ぎてしまう。味見という "つまみぐい" は、とくにテンプラの時などによく見うけられ、テンプラが揚がり終わった時には、主婦はすっかりお腹がいっぱいになっている。
　ながら食いは、テレビを見ながら、おしゃべりをしながら食べていると、どれだけ食べたのか分からないほど食べ過ぎてしまう。

《健康への近道》

　最後に、“食べ過ぎを抑えるテクニック”の一つを紹介したい。

① 口の中に食べ物が入っている時は、箸を置く。

　　食べ物を口に入れたその箸で、次の食べ物をはさみ、次の瞬間口に入れる。口の中にあった食べ物は、食道・胃に進むしかない。食べる時間が非常に速く、食べ過ぎになってしまう。箸を置くのは食べる時間を少しでも長くする効用がある。

② よく噛んでから、呑み込む。

　　よく噛んでたべるためには、食べ物を動かすスペースがいる。あまり多くの食べ物を一度に口に入れると、このスペースがなくなるので、少量の食べ物を口に入れるようになる。

③ 一度にたくさんの食べ物を用意しない。

　　食べ物をたくさん用意すると、残るともったいないから、速い速度で食べ物をたいらげていき、食べ過ぎになる。残すことに罪悪感を持つ人は、とくに一度に多くを用意しないこと

④ いくらか残す。

　　③を参照。

⑤ 食事中に小休止をとる。

　　食事中に小休止をとると胃の膨満感を感じて、多くの食べ物を食べなくてすむ。

　　一般には、膨満感を感じる前に食べ過ぎてしまっている。

⑥ 食事中に読書をしたり、テレビを見たりするなど他のことをしない。

　　他のことに注意がとられ、どれだけ食べたか量がはっきりせず、食べ過ぎる。

　いずれにしても、肥満はエネルギーが体内に余分に溜ったために起こることである。自分の日常生活を反省して、自分にあてはまる要因を取り除いていくことが、健康につながる近道である。

　産業医にとって、社内報への投稿は、自分の日常の活動をアピールする最もよいチャンスである。この機会を利用して自分の主張を述べておくと、社内報を読んでくれている従業員に思わぬところで出くわし、健康教育をやりやすいものにすることがある。大いに機会を利用すべきである。

その2：講演：人あっての建設業

建設業は、労働災害が最も多く発生している業種であって、労働省も『労働災害防止計画』の中で、業種別の重点課題を最も多く提示している業種の一つである。建設業の多くは中小企業であって、大きなインテリジェンスビルを受注できる大きな企業（ゼネコン）は20社前後だと言われている。

従業員が50名以下の中小の建設業では、産業医の選任も義務づけられておらず、産業医の存在すら、一般には知られていないのが実情である。

中小の建設業で組織している建設業連合会から衛生週間の講演依頼を受けた。

演題は「人あっての建設業」とした。健康管理に対する注意を促すための講演にしたいからである。

講演の出だしは、「産業医の説明」から入ることにした。

産業医の説明にあたり、産業医のキャッチフレーズをブレイン・ストーミングした。以下の4点に絞って話しをすることにした。

　　・白衣を着ない

　　・『医師のゆったりした椅子・患者の小さな丸椅子』はない

　　・ヘルメットと安全靴

　　・労働者と対等の立場：安全衛生委員会の構成員

つまり、自分達と同じ立場に産業医がいることを作業者に感じてもらうことを中心に話を始めた。

ついで、「現代建設業の労働市場の特徴」について、話を進めた。

　　・労働力確保の難しさ

　　・高年齢化

汚い、危険、きついの3K職場である建設業には人はなかなか集まろうとしない。また、建設業の労働者の高年齢化はもっとも進んでおり、安全対策にも、高年齢労働者の生理的な減退を考慮した安全対策の必要性が強調されている。

人不足に対する対策として、次の2つの対策が考えられる。

　　人が少なくてすむようにする：ロボット等の導入

　　人を他から導入する　　　　　　：外国人労働者に依存

　人を一人も使わずにビルを組み立てて行くロボットの開発が進められていることが新聞報道されている。一方では、海外からの安い労働力に頼ろうとする傾向もみられる。旧西ドイツでは、労働力不足を補うためにトルコから大量の労働力を移入した。ドイツに住み着いたトルコ人は、ドイツに固有のトルコ村を形成し、ドイツへの適応がなされなかった。ドイツにイスラム文化の異国を形成するような状況下で、東ドイツが併合され、労働力の余剰が生じて、ドイツにおけるトルコ人問題が大きな労働問題になっている。日本では、まだ外国人労働者の移入を認めていない。しかし、建設現場では、多くの外国人労働者が働いているのが見受けられる。

　現在では、容易に優秀な労働力を集めることが困難である以上、優秀なマンパワーをもつ企業が豊かな財産を持つことになり、優秀なマンパワーをいかに優秀に保つかが企業の将来を左右すると言っても過言でない。

　また、如何にして労働力を有効使用できるか。人の和を大切にする建設業では、元請け会社、子会社、孫会社などのピラミッドが形成され、全体の和を考えることを中心に建設現場が支えられている。この体質が、バブル崩壊後の建設業各社の連鎖倒産につながっている一因でもある。

　3K職場としての建設業で、いかにして人の和を保つか、いいかえれば、今いる労働力をいかに保持するかということは非常に大切な問題になってくる。

　人の和を保持する手段として、酒を飲む機会が多くなる。(和を保つために

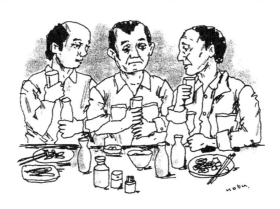

何故酒が必要なのかは自問するところである。）高齢化が進むなかで、昔飲めていた酒量が今も飲めるかと作業者に問いかけてみると、本人は自分だけは年取らないと誰もが思っているので、大丈夫だと答える。そこで、質問を変えて、このごろ悪酔いしたり、部分的な記憶が無くなったりする経験がなかったかと聞いてみると、うなずく作業者がかなりいる。

　確実に高齢化は進んでいるのである。なんでそのような自分の体調の変化が分かるのかと問いかけてくる作業者がいれば、健康診断結果を説明することにしている。とくに肝機能検査の γ-GTP、GOT、GPT といった酵素値の変動を説明する。

　酒に含まれるアルコールは肝臓で主に処理される。アルコールはアルコール脱水素酵素、アルデヒド脱水素酵素等の作用を受けて最終的に二酸化炭素と水になる。一部は肝臓細胞の中の解毒作用を司るミクロゾーム分画という細胞内小器官で、毒として処理される。ミクロゾーム内でアルコールが毒として処理される過程で薬との競合が起こる。酒を飲んで風邪薬を飲むと薬がなかなか処理されずいつまでも風邪薬が効いているという現象が起こる。アルコールが毒として作用し、肝臓の細胞が傷害されると、細胞の中にあったものが血液中に漏れ出てくる。この現象は、GOT や GPT という肝臓の酵素値の上昇として認められる。これらの細胞中にある酵素は細胞が壊れた時に出てくる。心臓の細胞が壊れる心筋梗塞のときにもこれらの酵素は上昇する。

　アルコールの処理能力は、アルコールとして1時間あたり10mlぐらいが平均的な値だとされている。朝7時に酒が残らないようにするには、12時で飲み終えるとすると、朝まで7時間であるから、アルコールにして70mlが処理されることになる。ビールはアルコール度が5％であるから1,400ml、おおよそビール大びん2本、缶ビール（350ml）4缶に相当する。日本酒はアルコール度15度であるから、467ml（2.6合）に相当し、ウイスキーでは43度で、163ml（シングル（50ml）3杯）に相当する。

　この度を超えると、宿酔（二日酔い）になる。宿酔の3つの代表的症状（3主徴）は、脱水、低血糖、それにアルコールの代謝産物のアルデヒトの毒作用である。アルデヒドの処理は肝臓の働きに頼るしかないが、他の二つの症状は改善しておく必要がある。

　アルコールを飲むと、トイレに立ちたくなる。アルコールには、尿を多く出す利尿作用がある。腎臓での水の再吸収が抑えられるためである。したがって、身体に必要な分まで水分が放出されてしまう。身体のためには、尿に余分に放出した喪失分を飲んだらよいが、実際は必要な水分量が飲めない（自発的脱水）。だいたい喪失分の30～40％しか水は飲めない。このような水分不足の脱水状態の作業者が、高温・多湿の室内で塗装作業などに従事していると、体温が上昇し、体温調節のために多量の発汗が必要である。ところが、汗として放出できる水分量に余裕がないので、すぐに熱中症になってしまう。このような労働災害の実例は、「労働衛生のしおり」等にも毎年のように報告されている。

　炉の修理のような高温職場では、作業環境温度が40～65℃にも及び、体温調節のための発汗量が仕事中 2 kg にも及ぶ。作業前後の体重減少から測定した一日の脱水量は、平均1.7kg にも及ぶが、この間の飲水量は平均0.6kgで、作業終了時には 1 kg 以上の脱水状態が続いている。作業者はおいしく酒を飲みたいと考えて、水を余り補給しない。この状態で酒を飲むと翌日の体重がさらに下がっていることがある。こんな時は、宿酔であることが多い。発汗による脱水と飲酒による脱水が相乗作用を示している。

　さらに加齢が加わると、脱水に対する調節能力が減少している。夜中にオシッコにいくのがいやなのでなるべく水を飲まないようにしている高齢作業者では、脱水状態が続き、血液の粘性が高まり、血流が遅くなって脳梗塞、心筋梗塞の誘因となる。

　では脱水量はどうして知るのか。体重をこまめに測ることが一番良い対策である。また、多くの水を飲もうとしても、失った水の量の半分ぐらいしか飲めない。ところが、塩分を含んだ水ではただの水より多く飲める。二日酔いに、味噌汁を飲んだり、梅茶を飲んだりすることや、炭坑で塩の入ったお茶を飲んだりしたのは生活の知恵であったのである。より多くの量を飲むための方法の一つとして、スポーツドリンクがもてはやされている。これには糖もふくまれているので、宿酔時の低血糖の対策にもなる。

　健康管理の話をしながら、酒の飲み過ぎ対策を述べ、「酒飲めや」を推奨してしまった感じもあるが、人不足、高齢化社会の建設業がかかえた大きな問

題を乗り切るためには、日頃から自分の健康に注意を払うことが大切である。
「人あっての建設業」では特にそのことが大切である。

第6章　会社をもりたてる（総括管理）

1　原因調査

その1：事故原因解明のための調査実験
－港湾溺死事件の解明のため－

　担当の安全衛生課長に事故の一報が入ったのは、安全衛生教育用の資料作りに疲れて、ほっと柱時計の針を見上げた時であった。4月に入社した新入社員の教育などで忙しかったこの月の疲れを好きな魚釣りで癒そうと、ゴールデンウイークの魚釣りを楽しみにしていたが、この事故の処理のために時間を取られ、結局ゴールデンウィークは事故処理で終わった。

　すぐに現場にかけつけ、事故調査委員会が持たれた。所轄警察署、所轄労働基準監督署から事情聴取を受けたあと、夕刻から深夜にかけて第一回の事故調査検討会が行われた。

　5月1日に7時間、5月2日に4時間の検討会がもたれた。この間、安全衛生課の課員は、課長以下ほとんど徹夜の資料作りであった。

　所轄の労働基準監督署への労働者死傷病報告書によると、

「発生日時：平成〇年4月26日　14時35分。

　被災者（40歳）は運搬船のコークスをベルトコンベアーで倉庫へ搬送するために、ベルトコンベアー受け入れ監視業務責任者として見習1名と配置された。被災者は14時20分頃船からの揚荷作業が中断されたので、見習とトラッククレーン側のコンベアー周辺に落ちているコークスを清掃中、なんらかの理由で海中に転落したものと推定された。

　14時35分頃、見習は異様な音を聞き、周辺を見回したところ、海中に被災者を発見した。すぐに、消防署に救助出動を求めるとともに、他の同僚に救援を求め、数人で駆けつけ、ロープを投げたが間に合わず、被災者は水没した。その直後レスキュー隊が到着し、被災者を救出した。ただちに、病院に搬送したが、16時10分死亡した。」

　事故検討委員会での論議は以下の通りであった。

第1の疑問：被災者は泳げなかったのか？

　答：泳げたという母親の証言だが、被災者が実際泳げるかどうかは同僚は

107

誰も知らなかった。

第2の疑問：身体の調子が悪かったのか？

　答：健康診断の検査結果は、正常であった。

　　　肝機能（GOT 20IU/ℓ、GPT 17IU/ℓ、γ-GTP 12IU/ℓ）：正常

　　　血液検査：正常

　　　脂質代謝（中性脂肪80mg/dℓ）：正常

　　　心電図：正常

　　　身体的障害はない。

第3の疑問：自殺する目的はなかったか？

　答：被災者は3日後、結婚する予定であったので、当然そんなことは考えられない。

第4の疑問：それでは、作業衣完全装備で水中に落下した状況では泳げないのか？

　この第4の疑問に答えるために、事故調査検討委員会では、作業衣で泳ぐ模擬テストを実施することになった。作業衣完全装着での「水中における遊泳行動の可否」をテストすることになった。「ヒアリ・ハット」の掘り起こし運動として「海中転落事故」が挙げられた。発汗が著しい夏場では、ライフジャケットの装着が軽視されがちであり、ライフジャケット未装着での「海中転落事故」が懸念された。作業着を装着しての水中での水泳行動の難易性についての知見がないため、この調査実験を行うことが計画されたのである。

　調査実験はある企業のプールを借りて行われた。準備として、所轄の警察署と消防署に前もって届出を出しておいた。

　実験作業衣の目的としては、以下のものが考えられた。

　　　・ライフジャケットの有無

　　　・安全ゴム長靴

　　　・安全帯

　　　・安全帽（ヘルメット）

　　　・安全靴の有無

　　　・さらに携帯用救命具（自動膨張式マリンポーチ）の有効性

のテストが計画された。

　被験者になった社員は、19〜50歳の全員泳ぎに自信のある人たちであった。被験者中には、当日被災者と一緒に働いていた見習もいた。被験者たちは、飛び込み用のプールに立ち、指定された条件の服装をして、飛び込み、プールサイドまで泳いでくる実験であった。

　被災者は当日安全帽（ヘルメット）、作業着に安全ゴム長靴を履いていた。

　産業医は飛び込む前後の身体状況のチェックを行った。周辺には、社員からなる自衛救助隊がゴムボートを二艇浮かべて待機していた。プールサイドには３台のビデオカメラを設置し、水中での遊泳の状態は、酸素ボンベを背負ったアクアラング姿のカメラマン２人によって水中カメラで撮影された。周辺は会社幹部をはじめ、協力会社を含めた会社関係者で埋め尽くされていた。

　まず、ライフジャケットについての検討が行われた。安全帽、作業着、安全帯、安全靴にライフジャケットを装着して、プールに飛び込んだ。ライフジャケットを身につけていると、身体は水中に浮かんでいたが、ライフジャケットの装着が悪い場合には、飛び込む際の衝撃で、ジャケットが首の方にあがって、首のまわりに集まってしまい、浮き輪としての作用が無いことが判明した。

　ついで、ジャケットなしで、安全帽、作業着、安全靴で飛び込んだ。被験者は水の中でもがいているような感じをうけたが、何とかプールサイドにたどり着いた。安全帽の問題点としては、飛び込む際に安全帽の紐によって顎にかなりの衝撃を受けることがわかった。また、安全靴の紐をほどくことはもっと難しかった。しかし、ほとんどの被験者が安全靴の紐をほどこうとしていた。この場合、泳ぎはほとんど手を使ってなされていた。

　３番目は、安全帽、作業着、安全長靴で飛び込んだ。水中で安全ゴム長靴を履いたままで泳ぐことは難しく、長靴のあいだに水が入ってしまうと、長靴を脱ぐのが難しく、長靴を脱ぐのに時間がかかるとともに、泳ぎはどうしても手による泳ぎになってしまって、プールサイドに泳ぎついたときには疲れていた。

　医学的な所見としては、血圧がテスト前より40mmHg は上昇しており、血圧の高い人の場合は、200mmHg 近くまで収縮期血圧が上昇することが判明した。

携帯用救命具は、飛び込みの衝撃と同時に膨らみ、作業者が水面に浮かんでいることを確保していた。同時に実施された救命浮環の投げ訓練も首尾よく終わった。

　実験はなんとか無事に終わったが、被験者たちは口をそろえて疲れたと言っていた。

　実験の水中状況は水中カメラでも撮影されており、後日、詳しく分析する会がもたれた。

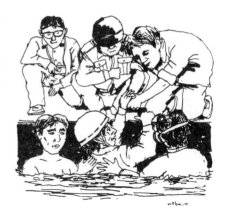

　被験者の感想を物語る情景が水中カメラで撮らえられていた。ジャケットが上部にまくり上がるさまや安全帽の紐によって顎が絞まっている状況が認められた。安全靴の紐を解くのにとても苦労している状況や、ゴム長靴を脱ごうとしてもがいている状況もビデオに撮られていた。

　どの被験者もほぼ手だけで泳いでいた。最後にこのような手だけの泳ぎでどれくらいの時間泳ぎ続けられるのかという疑問が出された。このこともついでに調べてみればよかったという反省意見も出た。

　結論的には、作業衣完全装着では、泳ぐのは難しいということになった。各作業場に救命浮環と警告板が設置され、各作業員については携帯用救命具も配布された。

　作業者も、安全帽の紐、ライフジャケットの装着も完全に行う必要のあることを十分に認識した。

　被災者の労災も認定された。

　一つの事件に対してここまで原因追求したことは安全に対する厳しい会社の姿勢が反映されたものであった。

　産業医として安全対策の取組みに参加でき、安全に対する考え方を固めることができた。

その2：輸入ガニの酸化防止剤

　健康的な食品に対する関心が高まりつつあるなかで、魚介類は高タンパク、低カロリーのヘルシー食品として注目され、魚介類の輸入依存度が急速に増加している。1990年の通関実績は総輸入量290万トン、輸入金額1兆3680億円に達しており、1986年の輸入金額8840億円の1.55倍で、魚介類の輸入の増加が急速に進んでいる。

　そういった背景のなかで、今回の話題が進行した。

　アメリカで産業医をやっている友人からファックスが入った。カニ処理船で働く労働者の呼吸器障害の原因究明に関する4頁にも及ぶ協力依頼であった。要点をまとめると以下の通りである。

　『ベーリング海峡でとれたカニは船上で冷凍して日本に送られる。日本へ送られるカニは新鮮な状態で保存するために酸化防止剤で処理される。

　処理工程はグレーズという貯蔵・輸送中に水気がなくなるのを防ぐために冷凍ガニを氷の膜で覆う作業である。この際に酸化防止剤が添加される。カニは機械的に水洗いされたあと氷点下以下の低温の食塩水に浸される。溶液温度が平衡に達したあとそこから出され、冷水と一定の濃度の酸化防止剤につけられる。溶液はカニと接触すると凍り、カニを覆うグレーズの薄い膜が形成される。グレーズに含まれる酸化防止剤は貯蔵中のカニを新鮮に保つのに役立っている。グレーズの薄膜を張ったカニはダンボール箱に密封されて船荷となり、船から出されるまで冷凍状態が保たれる。

　この酸化防止剤は日本で生産されている。酸化防止剤は粉末で、製造票によればピロ亜硫酸ナトリウム、エリソルビン酸ナトリウム、ポリリン酸二水素ナトリウム、ポリリン酸ナトリウム、メタリン酸ナトリウムである。

　この酸化防止剤で処理されたカニは日本にだけ輸出される。カニ処理船の甲板では技術者によって一定の溶液が作られる。技術者は必要な溶液量を計算し、それに見合った水を大きなタンクに入れ、この酸化防止剤をタンクに流し込む。粉末は非常に細かく、水にすぐ溶ける。

　問題の労働者は船上でのカニ処理工程で働いている労働者だが、粉末の酸化防止剤に直接さわった経験もないし、溶液に直接ふれたこともない。また

クルーズの薄膜をはったカニにさわったこともないが、酸化防止剤に曝露されると呼吸器疾患が起こる。

　この労働者はタバコを1日に15本吸う。呼吸器障害は主に可逆的な気道収縮である。雇入れ時の健康診断はしていない。胸部X線検査では肺の浸潤所見はない。肺機能検査では中等度の閉塞性所見と軽い拘束性所見がみられる。気管支拡張剤を吸引することで有意に症状が改善される。安静時の動脈血ガス分析では酸素分圧は65〜69トールで、炭酸ガス分圧は約39トールであった。船から降りると漸次症状が改善し、1ヶ月後には走ることができるまで回復した。

　労働者は職業に関係する障害ではないかと思っている。私（友人）も産業医として酸化防止剤がこの労働者の可逆的な気管支収縮になんらかの関わりをもっているかどうか知りたいと思っているし、会社側からも善処を求められている。

　彼の気管収縮が職業で曝露されたために起こったのだとすれば、労働者の症状は酸化防止剤に含まれている成分による可能性がある。また、他の空中アレルゲンのような労働現場での曝露も十分考えられる。しかしながら、労働者が酸化防止剤の粉末、溶液、溶液に浸されたカニに接触する機会がないのに、どうして酸化防止剤が原因となりうるのかわからない。

　いずれにしても、この酸化防止剤の人に対する毒性についてもっと情報がほしいが、この酸化防止剤は日本向けの食品にしか使われていない。アメリカではこの防止剤についての情報をこれ以上得ることはできないと思うのでなんとか手助けしてほしい。』

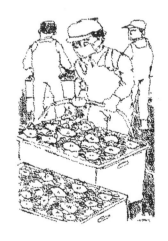

　このファックスをうけて、早速、一般的な『食品衛生学』の教科書を調べたが載っておらず、専門的な『食品添加物公定書解説書（第5版）』を調べた。酸化防止剤の製剤としては載っておらず、成分を一部取り出せただけであった。5つの成分は食品添加物として認可されているからこの公定書に載っているはずであるが、成分

５つ全部を引き出すことはできず、まして、その副作用についての情報を得ることはできなかった。

この公定書解説書を買ったのは、以前食品添加物の一つである着色料、黄色４号による喘息についての話題を研究会で聞いたためであった。

そこで、この酸化防止剤製剤の各成分を調べることにした。この検索にはケミカルアブストラクトを調べるとよいとの助言を受けた。この場合にも、各成分が持っている化学番号がわかっていると検索がしやすいということで、薬品会社の化学製品リストカタログから化学番号を調べた。

この５つの化合物のうち、硫黄含有化合物がとくになにかありそうな気がした。検索範囲としては５つの成分の最大関連領域をとり、人への毒性を文献検索した。

検索されて出てきた最初の論文は、ピロ亜硫酸ナトリウムによる気道過敏性の論文であった。この論文の著者の一人は私がサンフランシスコに留学していた頃、隣の研究室に留学し、大気汚染で問題となっていた亜硫酸ガスによる気道過敏性について研究していた中国人系イギリス人であった。全部で13の文献が検索されたが、人への毒性が引き出されたのはこの論文だけであった。この論文からさらに関係論文を捜し出した。引き出された関連論文には、ピロ亜硫酸ナトリウムから酸化イオウが放出されて喘息様発作が起こることが報告されていた。

酸化イオウはぶどう酒の酸化防止剤としてもよく使われており、ワインを飲むと喘息様発作を起こすこともあると報告されていた。また、自動車の排気ガス公害による硫化酸化物によってロサンゼルスに戻ると喘息様発作が起こり、他の都市に旅行すると発作がおさまるという事例も報告されていた。

酸化イオウについては、カリフォルニア大学のサンフランシスコ校のグループが10年前に精力的に研究していたことを想い出した。酸化イオウのネブライザーによる吸入実験であったが、口からの吸収でも同じことが起こることが報告されていた。この労働者の場合にも、おそらく酸化イオウ化合物が気道過敏性に対する引き金として働いているように思えた。

一方、酸化防止剤の製品を製造している会社に成分表の提出を依頼した。何とか手にした酸化防止剤の製造票には、予想どうり硫化酸化物の割合が高

かった。所轄の保健所長名によって製造許可申請が受理されていた。おそらくこの問題の労働者は、硫化酸化物に対する感受性が高いと思われた。

いままでの経過と文献リストを添えて、友人の産業医のもとへ送付した。

そのあと、もう一度ファクスを丁寧に読み返してみると、問題の労働者はこの酸化物にふれる機会がなかったという点、また友人の産業医は私が今までしてきたような文献的な検索過程・推敲を済ませた後に援助を求めるファックスを送ってきたのではないかと気がつき、頭に血が昇ってしまった。

もう一度冷静に考えてみた。問題の労働者が他の食品添加物の入った食品、たとえば、ぶどう酒やアスピリンによる喘息様発作はないのか確かめる必要があるように思えた。また、喘息患者にメサコリンで誘発試験を行うように酸化イオウによる誘発試験を行うことができれば確定診断への一歩が開けるように思えた。最後にイオウ酸化物の作業場環境濃度の測定ができればよいのではないかなどと考えた。

そんな時、彼から国際電話がかかった。問題の労働者が他の食品添加物による感受性があるかどうかについて確かめてみたい。イオウ酸化物による誘発試験や環境濃度の測定は行っていないので、できれば行いたいとのことであった。

「ところで、日本向けのカニだけに酸化防止剤が使われているのか？」ときくと、「そうだ。カニすきには、そのまま解凍されたカニが使用され、雑炊になっているんだ。もちろんワインにも酸化防止剤が使用されているから、感受性のない人には問題ないけれど…。ワイン、カニ、エビなど酸化防止剤が使用されている食品の輸入量がふえるとともに曝露量が多くなってきているので、日本でもこういった感受性の高い人に気道過敏性が多くみられるようになるのではないか。」と助言を与えてくれた。

「あまり、お役にたてなかったみたいだね。」と電話をきった。

その後、問題の労働者の気道過敏性の結末についての彼からの報告はない。彼も多忙をきわめているのだろう。

今回の話題は、問題の化学物質を文献的にどのように検索して行くかの過程を印象づけられたエピソードであり、ますます輸入産物がふえてきている最近の食生活事情を考えると、輸入食品の食品添加物問題が今後身近な話題

になってくるように思われた。

2　職場巡視
その1：塗装作業場

　職場巡視は職場診断だと考えられる。診察のうち視診がとくに大切であり、職場をみた瞬間に職場の安全衛生状況を把握しなければならない。とくに産業医としてのセンスが試されることになる。

　職場巡視の最初の舞台は、今までにも出てきた塗装工場（「序章」「有機溶剤取扱い作業場」参照）の巡視である。これを巡視として巡視記録にまとめる裏話である。

5月10日

　嘱託産業医一年目、産業医の業務の中心目標を、企業の現状把握と担当者との人間関係の確立におくことにし、事業場の訪問日には、かならず職場巡視を行い、巡視記録として指摘点を報告することにした。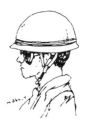

　製造業の事業場訪問の前日には、巡視の時の問題点を想定しながら会社の履歴書を読んだ。会社の事業経過と特徴がパンフレットになっていた。プレス工場や溶射業での騒音、塗装職場の有機溶剤、半田作業の鉛などの有害業務の問題点が容易に想定できるようになるには、まだまだ経験不足であり、教科書を参考にしながら、巡視の要点を整理してみた。巡視のポイントは1回1ポイントに絞ることにした。

　当日は、巡視服に着替え、ヘルメット、保護眼鏡、安全靴に身を整えた。巡視姿は、白衣姿とは違って作業者と同じ姿である。巡視をする際には、作業者と同じ余り目立たない服装で、作業者の日常の作業状況を把握するのがよいと言われていた。

　工場では、まず担当者から工場のラインの説明を受けた。工程の専門的な用語がどんどん出てくる。一つ一つ用語の説明を受けたいが「こんなことも知らんのか」と言われそうで、そっとメモして後で調べることにした。それでも問題点のある箇所についての質問をし、有害業務については、作業環境測定結果を尋ねた。即時に返答が戻ってくることが多いが、即答できずファ

イルを持ってきて結果を見せる担当者もいた。作業環境測定結果は別に問題が無いとの説明を受けたが、念のために結果報告書を見せてもらった。作業場の一部に管理区分が 2 や 3 （作業環境が悪く改善の余地のある作業場である）の作業場があることが示されているのに、担当者は内容についてはほとんど興味を示していなかった。その点を注意すると「なかなか報告書をしっかり読む機会がない」とのことであった。彼らは、作業環境測定結果の統計的な値の意味がよく読みとれていないのではないだろうか。作業環境の悪い作業現場については、巡視の時に注意深く視ることにした。

　安全衛生管理者の案内で工場の巡視をした。この人は安全衛生を30年も続けているこの道のベテランで、こちらの質問に的確に答えてくれた。こちらが教わることのほうが多かったが、自分としては、予習してきた知識をなんとか生かしたいという気持ちで、工場の端の方まで注意をしながら衛生管理者の後からついて巡視を続けた。塗装工程の隅に放置されている有機溶剤のドラム缶を見つけ、有機溶剤の管理状況を尋ねた。「いつも所定の保管場所に片づけて置くように注意しているのですが、どうしても自分が使用しやすいように、手元におきたがるのです。また注意しておきます。」

　初めての巡視で、一つでも有効な指摘事項を見つけられたことは、自分にとって自信となった。本来ならば、従業員に直接質問して、指導できればよいが、今まで嘱託産業医が従業員に巡視の際に直接指導するようなことはなかったので、直接指導することについては、あまりに急激な行動であると感じたので差し控えた。

　塗装工程では、局所排気装置（局排）もなく、普段は窓を開けて作業をしていたが、自分が巡視に出かけた日は雨であったので窓は閉められていた。保護マスクをした塗装工がモーターの塗装をしていた。局排がないので塗料を溶かす有機溶剤が工場全体に薄まっているだけであり、かなり有機溶剤の臭いがした。有機溶剤の臭いに対する苦情は営業などの他の部署からも出されていたが、作業場にいると臭いはすぐに飽和して感じなくなってしまうため工場で働いている作業者は臭いには無頓着であった。塗装作業しているすぐ横で手伝いのパートの女性が払拭作業を行っていた。保護マスクなどはしていない。風はパートの女性の方に流れていた。女性もほとんど臭いには無頓

着であった。有機溶剤を他の場所に漏れ出さないようにする、塗装工程にある唯一の局排装置はうまく稼働していないように感じた。局排装置の稼働状態を簡単に判定するスモークテスタを用意していなかったので、局排装置の稼働状況をちり紙の揺れで調べてみた。規制された風速量がないように思った。ここ2〜3日調子が悪いとのことであった。

① 有機溶剤の管理の件
② 払拭作業を塗装工程の風下で行わせないための作業工程の変更の件
③ 局所排気装置の管理の件

の3点を指摘事項として、巡視報告に書き留めた。

初めて履いた編み上げ式の安全靴は、足の甲が高くて、足幅の広い自分の足には窮屈であった。巡視からもどり安全靴を脱いだ時ほっとした。

6月20日

巡視の時は雨であり、窓を閉め切っていたので、有機溶剤が工場内に蔓延していた。局排装置の調子もまた悪かったし、作業環境の改善も依然なかった。

また同じ巡視記録を書いた。産業医が問題を指摘しても、なかなか事業場の対応はなかった。産業医の報告がどの程度まで上役に伝わっているのか懐疑的になった。

水中ポンプを作るこの事業場では、塗装作業場の換気が悪く、局所排気装置の設置が何年にもわたって指導されていた。その都度、「現在検討中です。」「予算申請中です。」と言った返事が帰ってきた。初めは総務部長が対応し、後に製造部長が対応するようになった。製造部長が対応するようになると、局所排気装置の設計図までみせてくれるようになり、すぐにも改善が実行に移される期待がもたれた。

報告書には、「次回、産業医の巡視までには、局所排気装置も完成し、作業環境の改善がなされていることを期待したい。」と書いた。

10月15日

この事業場の産業医の巡視の時には、いつも雨である。冷たい秋雨が降っ

ていた。

　前回指摘した塗装工程の局所排気装置の設置に伴う作業環境の改善がなされたかどうか期待して事業場に出かけた。局所排気装置は相変わらず動いておらず、相変わらず有機溶剤の臭いが蔓延していた。

　さらに、有機溶剤の暴露状況を示すとされている生物学的モニタリングの値が、正常域を脱している作業者がいた。その作業者は、塗装場の横で、塗装の汚れを拭き取っているパートタイマーの中年女性であった。

　改善が全然なされていない現場をみて、かなりムッとしたが、一応冷静を装って巡視を済ませ、製造部長との報告会に臨んだ。

　製造部長は、こちらから話題を持ち出すまでもなく、局所排気装置の設置が遅れていることを言い訳した。「実は、局排は予算までおりて、実行のかかる段階で、工場全体の建て替え問題が出て、しばらく実行を中止していたのです。ところが、先日、労働監督署からの立ち入り検査があり、この局所排気装置の改善勧告を受けてしまい、局排の設計図をつけた改善計画をもって、監督署に今日の昼から出かけるところです。」

　「あれだけ、指摘しておいたのに…」という気持ちで一杯であった。

それでも、作業環境が改善されることは、作業者にとってはよいことであったので、「一日も早い作業環境の改善が待たれる」と報告書に書いた。

その2：分散事業場

　地方都市の町や村では、住民の快適生活と衛生環境を守るために、上水道、下水処理、し尿処理等のサービス業務が行われている。しかし、それぞれの処理施設の建設・維持には多額の財政費用がかかり、1市町村で経営するには、財政的にも困難であるために、近隣市町村が、行政組合を結成して、共同で運営する広域行政組合の形態をとっている。

　この広域行政組合の嘱託産業医を委託されたのである。ゴミがどう処理され、し尿がどう処理されているか、今まであまり注意を払ったことのない問題を目の当たりにできる。今まで自分たちの住民生活で当然のように思ってきたインフラストラクチャアがどのように維持されているか知る絶好のチャ

ンスであり、巡視の日が待ちどおしかった。

　産業医契約をした広域行政組合は、1市4町より構成されていた。それぞれの首長による理事会のもとに、専任の助役がいて実質的な管理を行っていた。その下に事務局があり、事務的な仕事を担当する総務課長と実質的な業務を総括する業務課長がいた。業務課長の管理下に、消防署、ゴミ焼却場、し尿処理場、養護老人ホーム、それに伝染病隔離施設等の施設があり、1市4町に分散していた。消防署は実質的には独立し、消防署長の支配下にあった。

　この6カ所に分散している施設（事業場）を巡視してまわるのである。自動車での移動時間の方が、実際の施設を巡視している時間よりも長かった。しかも、契約では年3回、4ヶ月に1度という頻度で産業保健サービスを行うのであるから大変である。

　広域組合の従業員数は、総勢で136名であり、事務職　15名、消防署　75名、ゴミ焼却場　19名、し尿処理場　10名、養護老人ホーム　15名、伝染病隔離施設　2名であった。そのうち半数は消防署の職員で、消防署だけでも産業医を選任しなければならない事業規模になっていた。産業医の選任の要望も消防署が最も強かったようである。他の広域行政業務とは少し違った性格であった。全従業員の平均年齢は　38歳で、年齢層もいよいよ中年の域に入っていた。

　巡視の順序は、広域組合事務所→消防署→し尿処理場→伝染病隔離病院→ゴミ焼却場→養護老人ホームであった。

(1)　広域組合事務所

　巡視服に身を固めて、事務所に出かけた。事務所では今日産業医がくるのは受付の職員には知らせてなかったとみえて、訪問をつげても意が通じず、出入りの業者の一人のように取り扱われた。実際そうかも知れない。

　まず、事務所で専任の助役、総務課長、担当の総務係長に会い、広域組合の組織、業務について全般的な話を聞いた。広域に分散した職場に、多種類の職種が含まれている印象を受けた。

(2)　消防署

　子供の絵本でみられるようにきれいに整備されたハシゴ車・救急車の並ぶ車庫の横の出入口を入り、裏手のレインジャー訓練用の塔を見ながら、事務

所に入った。業務は消防業務と救急業務である。勤務形態は、24時間勤務の交代制勤務であった。平均年齢は38歳になり、署員の中年化も健康上の心配事項であるとのことであった。安全衛生委員会は消防署独自で設置されていた。署員たちが一番知りたいことは、救急業務にともなう肝炎、AIDS 対策だとのことであったので、「いつでも相談にのります」と答えて次の事業場にむかった。話を聞いている間も、緊急出動命令が全館に響いていた。

(3)　し尿処理場

　し尿は自分達が日常排出していながら、どのように処理されているかという関心も持たずにいる問題である。それがどのように処理され、海や川に排出されるか興味があった。

　し尿処理場は工業団地の片隅に位置していた。この地域は水洗設備が設置されてなくて、ほとんどが汲み取り式のし尿処理であった。し尿を積んだバキュームカーが頻繁に出入りしていた。し尿の臭気が強烈に漂っていた。

　し尿処理は、バキュームカーによるし尿の搬入から始まる。一日2トン車で100台分のし尿が搬入され、投入槽に投入される。投入されたし尿は前処理施設でふるいをかけられて夾雑物を取り去られる。夾雑物は脱水されて、焼却炉で焼却される。夾雑物としては、コンドームが最も多いとのことであった。家庭の便所に夾雑物が多くあるとバキュームカーのホースが詰まり、施設ではポンプやパイプの詰まりになって、破損や故障の原因となるので、夾雑物はゴミとして処理して欲しいとのことであった。

　巡視では、前処置施設で夾雑物をロータリドラムで処理する過程を見るために、蓋をあけられた大きなマンホールに上半身を入れて、中を覗きこんだ。なかなかロータリドラムが確認できなかった。案内の処理場長は、もっと身体をマンホールに入れて覗きこむように言った。臭気は鼻につき、巡視服にしみこんでくる。メガネが落ちそうになるし、身体が落っこちるのではないかとの不安にかられた。なんとかロータリを見つけた。夾雑物が多いとよく故障するらしい。コンドーム等はゴミに出して欲しいと、ここでもまた同じ要請があった。よっぽどコンドームには懲りているのであろう。

　前処置されたし尿は、貯蔵槽に蓄えられ、消化槽に送られ、嫌気性菌による分解を受ける。ついで、曝気槽に送られ、好気性菌によって空気曝露され

る。曝気槽では、曝流のようにし尿液に空気が送られていた。その片隅に机が一つ置かれていた。ここの係りの仕事机である。

　曝気後、沈澱受けに移され、上澄み液は塩素滅菌された上、10倍に希釈されて、近くの川に放流されていた。この放流口あたりは、よく魚が釣れた。おそらく餌になる人糞の栄養素が十分に残っていたからだろう。かって、医学部の公衆衛生学の見学実習で、し尿処理場を訪問した際、最終放流水を使っての池が作られ、そこでまるまると太った鯉や鮒が飼われていたのを想いだした。

　いろんな処理過程で出る汚泥は脱水されて焼却処理されていた。

　各処理過程は、モーターの音がかなり高く、騒音職場であった。

　一部は海上投棄をしていた。玄海灘を韓国国境までし尿を積み込んで国境線付近で韓国に向けて投棄する。韓国では逆に日本に向けて海上投棄をしている。この付近は絶好の漁場であるとの話であった。

(4)　伝染病隔離病院

　各市町村では、法定伝染病患者の隔離病院を確保することが義務づけられている。

　広域行政組合では、30名の入院可能な施設をもっているが、現在、法定伝染病の発生はなく、閉鎖状態であった。職員の2人の看護婦（47歳と50歳）は、隣接する県立病院で研修中であった。閉鎖中の病院に立ち入り、一応空の病院内を巡視した。

(5)　ゴミ焼却場

　広域地域の北東にあった「し尿処理場」から、今度は西南の「ゴミ焼却場」へ向かった。市街地を通り抜け雑木林の中に入っていった。

　ゴミ焼却場は、広域行政組合が60億円を投入して、最近この地に建設されて、この月から新しく稼働したものである。中央監視システムを完備した最新のゴミ焼却場であった。

　焼却場は、可燃物処理場、不燃物処理場、灰じん処理場に分かれていた。

　中央監視室へ入るには、編み上げの安全靴を脱いで、スリッパにはきかえなければならなかった。中央監視室では、焼却場全体のシステムが管理され、モニターテレビで映し出されていた。ゴミを積載したゴミ運搬車の搬入状況、

ゴミ投入状況、ゴミ焼却炉の焼却状況等がパネル表示されていた。しかし、焼却場は稼働しはじめたばかりとのことで、まだ職員は研修中であった。

業務は将来的には、朝・夕の二交代制の勤務体制を採用する予定とのことであった。雑木林の中の建物でゴミ焼却場以外の建物はなかった。

帰りにすれ違う車は、ことごとくゴミを満載したゴミ運搬車であった。

従業員は全員中高年齢者で自動車通勤を行っており、運動不足、酒の多飲等の生活状況の悪化から、成人病等の発生などの健康状態が心配された。

(6)　養護老人ホーム

最後に養護老人ホームを巡視した。

田園風景が切れ、雑木林に入るところに老人ホームがあった。身よりのない老人の最後の場所としては、静かな場所であった。死亡した老人たちは医学部の解剖実習用に献体する人が多いと園長が口火を切った。

従業員は、園長以下事務職　3名、寮母　6名、栄養士　1名、看護婦1名、調理員　4名の15名であった。平均年齢39歳であり、中年化が進んでいた。

寮母は腰痛を訴える人も多かった。老人ホームの住人を呼び出す館内放送のボリュームの音がかなり大きかった。園の住人である老人がかなり老人性の難聴があるため大きな館内放送をしているのだろう。我々には少々騒がしかった。

半日6カ所の巡視は、かなりきついものであった。それぞれの職種に特有の対策が必要であるが、全般的には従業員の中年化に伴う健康問題を第一課題にしていかなくてはと思った。

「職場が広域で、職種が多種であるために、各事業場ごとの細かな指導が必要である。全般的には、中高年の健康問題が背景に存在している。今回は職場の把握を中心的に巡視をした。」と巡視記録を締めくくった。

その3：その他の中小事業場

11月20日

ホテル業の巡視

　このホテルの以前の産業医は、内科医としては名の通った開業医であった。一度も産業医として巡視や健康相談等の産業医業務がなされたことがなく、経営者も実務活動ができる新しい産業医を待ち望んでいた。その要請を受けて私が担当することになった。

　外見は綺麗に飾っているホテルの裏面をみるチャンスであった。

　ホテルの客室部分は、ベッドメイキングからシーツ換えに到るまで、すべてを外部業者にまかせていた。1〜3階までのテナント部分は、店子の業者が入っており、別組織になっていた。

　従って、ホテルの中心は、調理部と宴会係が主な部署であった。これに、地下の機械管理部門と事務所、フロント、営業部がふくまれていた。

　基本的にホテル業は接客業であり、場貸し業である。場貸し業であるから、表向きは綺麗にかざり、空間的にもゆったりとしているが、裏面（これがホテル従業員の職場）は、かなり切り詰めたものになっている。とくに従業員の休憩室、着替え室、食堂のためのスペースが取れなくなっている。

　第2の問題は、サービス業ゆえの不規則な勤務形態である。食事も不規則になるため、肝機能障害、糖尿病、高血圧等の成人病が多くみられることであった。ホテル業の過当競争が続いている中で、新しいマンパワーを手にいれることは現実問題として望めないことであるので、今の手持ちのマンパワーを十分に活用することが大切だと思う。

　いずれにしても、ホテルの裏側、すなわち、従業員サイドからの職場巡視は興味深いものであった。

　ホテルの宴会会場には、華やかさが漂っているが、設営前の大宴会場はガラーンとし、裸の机や木材が積み上げられているだけである。食器は裏の棚に何百枚と積み上げられている。宴会の時間が近づくと、机や木材がきれいに飾りを施され華かさを取り戻してくる。マイクや音響設備の点検も手際よくすすめられていく。ホテルマンの演出力を感じた。彼らにとって、宴会が

始まるときには彼らの仕事は終わっているのである。

　その間、食房ではコックが宴会の準備に忙しく立ち振る舞っている。コックたちが何種類もの料理の準備に取りかかっていた。できあがった料理を入れた鍋を移動させている若いコックの作業は、産業医には重い荷物を運んでいる重量物取扱い作業のように見えた。昼食も立ったままあっと言う間に終わっている。彼らに話しかけるのも憚れるので、横目で見ながら通りすぎた。

　ホテルにとって結婚披露宴は最大の稼ぎ頭で、営業担当はこの仕事を取るのに外での営業活動を行っていて、いつも不在であった。

12月10日

プレス工場の巡視

　プレス部門では、照明が暗く、騒音は相変わらず高い。それにひきかえ、溶切部門では、新工場での拡張部分がふえ、風通しもよくなった。

　溶切はガスバーナーを使用するので、夏場は暑い作業環境であるが、熱気をあまり感じなかった。1台プラズマを利用した溶切装置が導入されていたが、この装置では、厚さ1cm前後しか切断できないので、厚みのある鉄板はガスバーナーで切断していた。

　プレス部門では、耳栓の使用が100％でなく、騒音性難聴を予防するための労働衛生教育が必要であった。

12月28日

港湾業の深夜の巡視

　年末も押し迫った冬、荷揚げ作業は昼夜を通して行われた。年末年始の安全対策として、この事業場では管理職による巡回パトロールが展開されており、産業医にも参加して欲しいとの要請があった。

　午後10時からの深夜勤務者の作業状況の巡視であった。普段の作業服に、さらに防寒着を着込んで、安全衛生課長と2人で巡回パトロールに出かけた。

　港湾周辺は、玄海灘の北西の季節風が吹きすさび、波止場に立つだけで唇がふるえてしまった。波止場では昼夜を徹して東南アジアからの荷揚げ作業が行われていた。クレーンによる荷揚げが一部で行われていたが、開発途上

国からの荷は、クレーンで荷揚げができるように荷造りができていないことも多く、結局、人を使って、荷を船に積み込んだように、人力で荷揚げをするしかないような事態に陥り、監督者は頭を痛めていた。バラ物、袋物と呼ばれる荷物を荷揚げすると手首、肘、肩、腰に痛みを訴える作業者が多くなった。ベルトコンベアーから荷物をおろすときに手首や肘にかなりの負担がかかるためである。熟練者は、「腰で調子をとり、腰で振り落とすのだ」とのことである。

次に石炭の荷揚げ現場に出かけた。かって筑豊炭田の石炭の積み出し港であったこの地区が、今や海外からの石炭の積みおろし港になっているのは、時代の流れとはいえ、皮肉なことであった。

10万トン以上の船が岸壁に横付けされ、石炭の荷揚げが行われていた。旧ソ連やベトナム・中国からの輸入品だが、契約と違う石炭が送られてきて、業務が滞ることも多いらしい。

30トンのクレーンが船底の石炭をもちあげ、デッキ横にしつらえられたベルトコンベアに降ろした。石炭はベルトコンベアから石炭貯蔵場へと運ばれ、ここでショベルカーで形が整えられた。すごい発塵であるので、防塵マスク、眼鏡着用であった。

クレーンの運転室は30mぐらい上方にあり、運転席の真下のクレーンを操作して、石炭を積み出していた。船底までの距離が30mほどあるので、60mぐらいの距離を操作していたことになる。この大型クレーンの運転は高所恐怖症では勤まらない。冬の季節風は運転室の窓を打ちつけていた。

船底にたまった石炭は、クレーンでは運び出せないので、隅にある石炭は、クレーンを使って船底に入れられたブルドーザーで、周辺部から真ん中に集められクレーンで持ち上げられていた。船底ではブルドーザーで石炭を中心部にあつめる「かきあつめ」作業をしていた。

甲板から船底に降りる階段は、一本柱にまきついた螺旋状の狭い急勾配の階段であった。足元がふるえる感じだが、防塵マスクをつけた作業者は慣れた足どりで階段を降りていった。

船底から甲板を見上げると、巨大なクレーンがせまり、船倉が鉄骨にかこまれた大きな工事現場のような感じがした。

　開かれた甲板からは、冬の星座のオリオン座が見えた。

　次の作業場に向かった。ラジオではしきりに今年の10大ニュースを特集していた。

　セメント工場では、いつも安全衛生委員会に出席している班長が巡回パトロールに対する対応をしていた。班長とは何度が話を交わしたことがあり、顔なじみで、よく挨拶を交わす仲であったのに、こちらが挨拶しても、いつもと違うよそよそさがあった。

　暖房のきいた部屋に入り、防寒着をぬいで、ヘルメットを外した。班長があれという感じで、「先生ですか。」と挨拶してきた。「誰と思ったのですか。」と尋ねると、「本社の管理者が巡回にきたと思って、緊張していたんですよ。」とみんなで大笑いとなった。産業医の参加はまったく予想できない状況であったのだろう。

　部屋の片隅には、夜食用のインスタントラーメンが積まれていた。この職場は健康診断でコレステロール値や血圧で異常値が出る作業者が多い職場であった。インスタントラーメンに含まれる多量の塩分量について説明をしておいた。

　暖房のきいた部屋から季節風のふきすざぶ屋外に出ると、どうしても首がすくんでしまうほどの温度差があり、血圧変動もきついであろうと危惧された。

3 安全衛生委員会
その1：安全衛生委員会づくり

（安全衛生委員会初参加）

4月10日

　「安全衛生委員会を開きますので、出席してください。」との連絡が入った。新しく産業医になった建設会社の担当保健婦からである。安全衛生委員会へは、前産業医のA先生と二人で来て欲しいとのことであった。A先生は3年間この建設会社の嘱託産業医をしてきたが、一度も安全衛生委員会に出席したことがなかった。その要請がなかったからである。「うらやましい。」がA先生の言葉である。

　昭和63年度の労働安全衛生法の改正で、衛生委員会への産業医の参加が義務づけられた。その改正をうけ、安全衛生委員会のメンバーとして産業医を入れる決議を建設会社で行い、今回の要請があったのかもしれないと希望的に考えた。この会社も従業員の健康問題に対して少しは考え方を変えてきたのではないかと想像した。

　安全衛生委員会での産業医としての発言、とくに建設業界の職場の健康上の問題点について自分なりに検討してみた。"危険・汚い・きつい"の3K職場の典型で、従業員の高年齢化がすすみ、高血圧や肝機能障害等の成人病対策に取り組まなければならないなどの点を強調しようと考えながら、朝早く会社に出かけた。

　8時30分からの委員会ということで、8時20分に会社に着いたが、まだ始業前で、受付の女性もきておらず、安全衛生担当者も総務部の自分の席にはいなかった。ただ委員会の会場に指定されていた会議室は明かりがつき、人の気配がしていた。10分ほど待つと、担当のM主任が部屋の外に出てきて、われわれ二人を会議室の中に招き入れた。部屋の中はタバコの煙が充満していた。

　委員会では、A先生から私への産業医の受け継ぎを知らせるとともに、A先生の離任の挨拶と私の自己紹介を求めた。A先生は、「余りお役に立てずに終わるのは残念ですが、新しい先生はもっと積極的に行動してくれるでしょ

う。」との言葉を残してくれた。わたしは、「後任として頑張ります。」と挨拶した。二人は挨拶の後、いよいよ安全衛生委員会が始まるものと思い、着席しようと椅子を捜した。しかし着席する椅子はなかった。二人でどうしたものかと顔を見合わせ、部屋の端に椅子がないかと捜していると、「今日の安全衛生委員会はこれで終わります。」との閉会の言葉があり、参加者がどやどやと会議室から出ていった。二人は顔を見合わせ「ええー」と叫んでしまった。

　安全衛生委員会の最後に産業医の交代のセレモニーを加えただけであった。安全衛生委員会は7時30分から行われていたのである。社外の現場に出かける建設会社の仕事であるから、安全衛生委員会は早朝に行われていた。安全衛生委員会が終わると、安全衛生担当のM氏は、「建設現場に出かける用事がありますので、後は適当にお願いします。」といって、名刺交換もそこそこに出かけていった。

　私の最初の安全衛生委員会の出席は、文字どうり“参加”で終わった。

　考えてみれば、担当者とも面識なく、前の産業医も名前だけであった事業場で、安全衛生委員会に初めて参加して、自分の考え方を話す機会があると考える方が、少し考え方が甘かったようだ。

　従業員にとって、産業医の存在そのものにも余り関心がなかった。年に3回だけ事業場に出かけての嘱託産業医活動では当然の結果であるかもしれない。

　保健婦が担当している健康相談を何人か手伝った後、冷え切ったお茶を飲んで会社を後にした。

（自治体の安全衛生委員会作り）

4 月20日

　自治体も地方公務員にとっては事業場であるから、企業体の一つと考える事ができる。それゆえ産業医の選任も必要だし、安全衛生委員会もつくらなければならない。

　自治体での産業医活動は、安全衛生について担当者と話し合うところから始まった。自治法に詳しい担当者も、労働安全衛生法には詳しくないのでと言いながらの初めての挨拶をかわした。それでも法律本をひく作業には慣れ

ていて、条文とその関連法規をすぐに引き出してきた。産業医は法律には弱く、何とか話を合わすのが精一杯であった。

　自治体は、住民の健康福祉を担当しており、保健婦も職員としてかかえているが、彼女たちは職員の健康にはタッチしていない。町長や助役はついでに職員の健康も指導してもらいたいという希望はあるが、保健婦本人としては、本務ではないし、自分達が指導をしても、同僚の職員は話を真剣にきいてくれないとの感想をもっていた。それゆえ、従業員である自治体の公務員に対して、嘱託産業医と嘱託保健婦で健康管理をお願いしたいというのが今回の契約事項であった。

　まず、安全衛生委員会の位置づけから話をした。産業医である自分も初めての事であるので、前日に勉強したメモを片手に話をすすめることになった。構成委員、審議事項、これからの安全衛生の問題点を担当の係長に話した。

　構成員には、経営側、ここでは管理職側と組合側とが同数であること、産業医も構成員とすることなどを確認しあった。

7月3日

　4ヶ月後の次の訪問日には、安全衛生委員会規定（案）ができあがっており、事務処理についてはさすが専門家であると感心した。

　担当したO町、K町、N町、T町ではそれぞれ安全衛生委員会の活動が異なっていた。4つの町は近くに位置している。それぞれの町はお互い隣の町や近接の町がどのような安全衛生体制をひいているのか非常に興味を示していたが、私がすべての町の産業医をしていることは話してはおらず、そのためもあってかそれぞれの町の労働衛生に対する担当者、町長を含めた幹部職員の考え方がじかに伝わってきて興味深かった。

　その中で一番産業保健に理解を示したのはK町であった。違いは担当者の熱意であった。当然産業医の取組み方もK町が一番熱心であった。まずはK町一極中心で安全衛生管理体制づくりを進めることにした。

　K町では、安全衛生委員会は、総務部長を委員長にして、課長以上の委員と組合側の委員が同数で構成され、そこに事務局と産業医が組み込まれていた。第一回目の委員会は顔みせと、定期健康診断の実施についてが付議事項であ

った。最後に産業医に「職員の健康問題について」の意見が求められ、成人病予備群が非常に多い現状について10分ほど話した。

2月7日

　年度末には、次年度の産業医活動の充実の予算獲得のため、以下に示すような一年間の産業医報告書をだし、年3回では到底産業医活動ができないことを報告した。

　「産業医の職務

　産業医の職務として、昭和63年6月に労働省の産業医活動推進委員会より報告された産業医の職務の一覧表は別紙の通りである。

　この中で、産業医の職務は、1）総括管理、2）健康管理、3）作業管理、4）作業環境管理、5）労働衛生教育の5つに大別される。

　K町役場の実情にそって、これらの職務を紹介するとともに、今年度の職務報告を行う。

　産業医の職務5つのうち、K町役場の産業医の立場としては、1）総括管理、2）健康管理、5）労働衛生管理を中心に行った。

　K町では、有害業務は一部を除いて少ない職場であるので、健康管理業務を中心に推し進めた。3）作業管理、4）作業環境管理の業務は、付加的であった。

1）総括管理
　(1)　職場巡視によって、作業状態、衛生状態、職員の健康状態の把握と観察を行うこと

　　K町の職場は、以下の通りである。今年度は、これらの職場を全部訪問するだけで、まる1日かかった。

　①　町役場
　②　学校給食センター
　③　保育所（町内6カ所）
　④　中央公民館
　⑤　し尿処理場
　⑥　浄水場

(2) 健康障害としては、保育所における腰痛、給食センターにおける指曲がり症、職場におけるメンタルヘルス等が考えられるが、今年度は、これらの問題について職員と話合える時間的余裕がなかった。

(7) 衛生委員会への参加

産業医は衛生委員会・安全衛生委員会の構成員として、委員会に出席し、労働衛生管理の基本構想や年間計画について、専門的立場から指導・助言することが義務づけられている。

今年度は、衛生委員会の設立に参画し、1回目の委員会に出席した。

2）健康管理

健康診断は企業外健診機関によって実施されている。健康診断の事後措置、疾病管理は、健康相談とともに、最も充実しなければならない産業医の職務であり、かつ、職員からも期待されている職務である。また、健康の保持増進対策は、年齢層が高くなりつつある職員構成を考えると大変重要な課題である。

今年度は、健康診断の事後措置、健康相談を1日行った。

5）労働衛生教育

ここでは、健康教育、健康保持増進教育が、特に重要な課題と考えられるので、これらの教育に対して産業医は時間をかけて取り組む必要がある。

今年度は、健康教育を安全衛生推進委員会で、「運動と栄養からみた健康評価」と題して、教育講演を行い、カロリーカウンターを利用して運動による消費エネルギー量の測定を行った。この結果、消費エネルギー量が自分の思っていたほどでないことを実感した。

この年の産業医活動を総括し、次年度からの産業医の出先事業所への訪問回数を倍増する契約改正要望を安全衛生担当の係長に示した。係長はこの報告書をもとに予算案を策定して、次年度からの産業医活動を2.7倍の年間8回にした。

その 2 ：港湾業での安全衛生委員会

　町役場では、危険業務が対象とならないので、問題の中心は衛生面になるが、港湾・運輸業ではやはり安全面が主流を占めていた。しかし、安全を確認するのは人間であるから、安全を確保するには、どうしても従業員の健康の保持が必要である。

　「ご安全に」ではじまり、「ご安全に」で終わる委員会である。

　委員会では、運転手の事故対策（ヒヤリ・ハット）について報告がなされていた。ヒヤリ・ハットの経験をしたのは、45〜50歳の従業員が多く、季節は夏、時刻は12〜16時に多いとの報告がなされていた。

　時刻としては、1日のうちの第2の眠気がくる時間帯である。日内リズムを考慮する必要がある。安全衛生委員会の最後に求められた産業医のコメントでこのことを話した。

　人間のリズムは、約1日周期で動いている。実際には25.6時間の周期で、日周期より少し長いが、昼は働き、夜は眠るという身体のリズムである。このリズムが様々な要因で狂ってくると、いろんなリズム適応障害があらわれる。そこで人工的に強い光を浴びさせてリズムの位相を変えるなどの対応がとられ始めている。

　今回の港湾・運輸業の安全衛生委員会への出席は、産業医契約の訪問回数には入っていない、個人的な奉仕の一環であるが、産業医が安全衛生委員会の構成メンバーにならなければならないという改正された労働安全衛生法をもう一度見直させるためであった。いままでの産業医は一度も委員会に出席したことはなかったが、委員会では産業医の席が総括安全衛生委員長の横に新しくつくられており、産業医の紹介の時に、安全課長が「安全衛生法第19条に“産業医が安全衛生委員会の構成員である”と規定されていますので、本日産業医の先生に出席いただきました」と述べてくれたので、その目的は達したと思う。

　委員会では、従業員の死亡に到った転落事故のあとの労働基準監督署の特別監査に対する対策が検討されていた。この中で各現場の所長が、所員一人一人との面談を行っていることが報告され、所長自身の感想として、有意義

であったと述べていた。今後積極的な傾聴法をおしすすめてゆき、メンタルヘルスに役立てる必要があるとのコメントも産業医の発言として述べた。

　産業医が委員会の最終的な発言者になることが多いので、委員会中うかうか居眠りができなかった。委員会の進行中発言のポイントとなることを考えながら、緊張して委員会に出席していたので、どんな時に発言を求められてもそれなりの対応ができるようになった。

　港湾・運輸業の安全衛生委員会の進行は、儀礼的で、一方的な伝達事項が多く、意見の交換は余りなかった。一方、町役場の委員会では、各委員から多くの意見が出されたが、委員どうしは互いに同じ地域に何十年も住む昔からの知己であるので、もう一つ緊張感に欠けるような印象を受けた。

職場の健康管理についての懇談会

　港湾・運輸業の安全衛生委員会の小委員会の一つとして、産業医を囲んで職場の健康管理について率直な職場の声を聞く懇談会が持たれた。各事業所で衛生管理を担当している委員に、衛生管理についての職場の取組み状況、問題点、苦心談について3分でまとめて報告してもらう会である。

　各職場の衛生管理委員より報告をうけ、これにコメントを加えた。いつもの安全衛生委員会だと、各事業所の所長が出席していて、実際の現場で苦労している状況が浮かんでこないが、担当委員による報告は、現場が抱えている問題を生でぶつけてくるので、かなり印象的であった。

　問題点を整理すると、

①　従業員の高齢化

②　交代制勤務者の健康管理

　　とくに夜勤の場合に、酒の力を借りないと眠れない

③　輸送業では、食事が不規則で、外食が多いので、食事を中心とした栄養管理や健康管理ができない

④　粉じん作業

　　健康管理上、じん肺健診で管理区分2以上の作業者はいない

⑤　腰痛問題

　　袋物の荷揚げ

⑥　船内荷役（暑熱作業）における脱水問題

　各事業所から健康管理についての報告を一堂に会して受けたのは初めてだし、やっと事業場全体の健康管理の問題点の全貌がつかめた感じがした。こういう計画が実行に移されたということは、産業医として認められ出したことだと自信を深めた。

　最後のまとめとして、

①　健康診断結果を年ごとに追跡し、経時的な変化を大切にすること

②　健康の保持増進は加齢による体力、健康度（予備能力）の減少を極力小さくするための努力であり、これからの取り組みが必要であること

として、健康管理の問題点をまとめた。

　さらに驚くべきことに会議中は禁煙であった。担当の安全衛生課長も相当なヘビースモーカーであったにもかかわらず、会議で禁煙を打ちだしたのは初めてであり、記念すべき会議であった。

　会議後、事務局の安全衛生課長に、総括安全衛生委員長の所次長を加えて事業場の問題点を談義した。

①　高年齢層の交代制勤務の問題

②　輸送業の不規則作業における健康管理

　物流部門、引っ越し部門、倉庫部門、荷揚げ部門

③　親会社での作業時の作業環境改善問題

　作業場の照度問題

　有機溶剤の取扱い問題

　化学物質の取扱い問題

④　トラック輸送部門などでは、朝早く出社し、夜遅く職場にもどってくるという業務が多いので、ここ２〜３年保健婦による健康相談も一度も受けていないとのこと

　10月の衛生週間に、夜、産業医が事業所に出かけて、衛生講話と健康相談をすることになった。

　かけだし産業医の産業医活動の段階も、かなりステップ・アップしてきた。ますます産業医活動にのめり込んで行く自分を感じた。

系列会社での安全衛生委員会

　港湾・運輸業であるこの事業場は、大手の企業の一次下請け的な存在であったが、この企業自体も多くの下請け企業を持っていた。現場では下請け企業の従業員も一緒に働いているが、ヘルメットや作業服の色が違っていた。

　しかし、同じ現場で働いているのであり、親会社も統括的な責任を持たされていることにより、系列の会社を含めた統括安全衛生委員会の発足が、安全衛生活動の確立には必要なことであった。

　下請けの企業12社を集めての協力会の発会式に参加することになった。特別応接室に集まった荷揚げ・運輸などの業種の各企業の幹部には、親方からのたたき上げの人や大手の親会社から出向した人まで、さまざまであった。最近はあまりタバコの煙にさらされることのなかった特別応接室も今日ばかりは紫煙の部屋と化した。

　まず、発会式があり、前もって根回しした順序で会が進行し、協力会の発会式にこぎつけた。ついで、拡大安全衛生委員会があり、統括安全衛生委員会としての性格が説明された。最後に産業医の話として、30分の講話が求められた。

　有害業務や危険作業がどんどん下請けに移されている傾向についての事情と、作業員の高齢化について話をし、グループ全体として対策を練っていくためにも、この委員会が有効的に機能するように発展していただきたいと締めくくった。

　「このような講話では、いつも眠っている総務課長も眠っていなかったし、眠っている者が誰もいなかったのは、さすがですなぁ」と安全衛生課長が褒めてくれたのが最大の収穫であった。

その3：安全衛生委員会報告：疾病管理の現状
　　－この事業場ではどんな病気が多いか－

　健康管理は、疾病管理、疾病予防、健康の保持増進の3つの段階に分けられる。

　疾病管理では、有病者に療養と療養後の早期職場復帰を指導する。疾病予防では、各種の健康診断を通じて個々の従業員の健康状態を把握し、個人指導する段階である。健康の保持増進では、生活習慣病等の要因が生活習慣に根ざしているので、生活習慣を改善することによって、加齢による健康減衰を少なくし、健全な生活を営むように努める段階である。

　その第一段階の疾病管理の現状を把握しようとする試みがなされた。

　運輸・港湾業の支店（従業員530名、平均年齢43歳、男性90％以上）での疾病管理状況を、その年の年度末の安全衛生委員会で、産業医が「疾病状況本年度の反省」と題して1時間意見を述べることになった。

　休業の診断書を管理している勤労課長に、休業の際に提出する医師の診断書綴をみせてもらい、復職診断を必要とする20日以上持続して休業している従業員について、件数と項目について検討した。医師の診断書を1枚づつ読み、休業届と照合した。同じ疾患に対する医師の診断名もいろいろあり、疾患としてまとめるのも難儀したが、それよりも書いてある文字が読めないのが第一の難関であった。

　20日以上持続して休業している件数は、過去5年間で115名　125件、年平均23名　25件であった。本年度は29名　34件と平均に比べて人数・件数ともに増加していた。とくに、複数の疾患によって長期療養の必要にせまられた従業員が5名になり、その数が増加していた。

　5名の複数疾患の傷病名は、以下の通りであった。

① 　糖尿病・上室性期外収縮
② 　糖尿病・慢性腎不全
③ 　糖尿病・高血圧
④ 　労作性狭心症・心内膜下梗塞
⑤ 　変形性頸椎症・両肘関節症

である。一例だけが運輸・港湾業に特徴的な筋骨格系障害による休業であったが、他の４例は糖尿病と循環器疾患が混在している生活習慣に関係の深い疾患であった。

このうち、②の従業員（42歳）の休業日数と傷病名の年次経過を見てみた。この従業員は、長距離トラックの運転手であった。最近、視力の衰えと、慢性腎不全から透析を開始し、トラック業務にも支障をきたして適正配置を求めてきている。

　　１年目　休業日数　 27日　傷病名　糖尿病
　　２年目　休業日数　 45日　傷病名　腎臓病
　　３年目　休業日数　 69日　傷病名　腎臓病
　　４年目　休業日数　105日　傷病名　糖尿病・慢性腎不全

で、年ごとに休業日数がふえ、糖尿病の合併症である糖尿病性腎症が進行しているのが理解できた。彼の病状をくい止めることはできなかったのだろうか。

次に、疾患系統別休業件数について検討してみた。
１）疾患系統別休業件数の過去５年間の平均割合は以下の通りであった。

　　　　筋・骨格系障害/傷害　　32.8%
　　　　消化器疾患　　　　　　25.6%
　　　　循環器疾患　　　　　　13.6%
　　　　脳血管障害　　　　　　 9.6%
　　　　腎臓疾患　　　　　　　 8.0%
　　　　代謝疾患　　　　　　　 4.8%

上記６疾患で、94.4%の休業件数が含まれていた。筋骨格系の障害が1/3の割合であることは、業務との関係から納得できることである。消化器疾患は運転手に多く、業務車の運転による緊張感からの精神的なストレスの上に全身振動による影響も考える必要があるように思う。全身振動を上下の揺れに反応する加速度計を利用した簡易測定器で評価してみた。業務車では、自家用車に比べて８～10倍加速度計の揺れが大きかったので、その分全身振動を多く受けているようだ。

　循環器、脳血管疾患では、生活習慣病の要素が強く、日常生活の指導が重要な要素になっていることを示している。代謝疾患は、主に糖尿病であり、他の合併症を併発する点非常に重要である。

2）本年度の休業件数における各疾患系統の占める割合は、

筋・骨格系障害/傷害	32.4%
消化器疾患	17.6%
循環器疾患	17.6%
脳血管障害	2.9%
腎臓疾患	14.7%
代謝疾患	8.8%

　上記6疾患で、94.0%の休業件数が含まれる。過去5年間の平均の系統別割合と同じであった。結局、休業の傾向は5年間全く変わっておらず、疾病管理の対策が実を結んでいないと反省させられる。

3）疾患系統別本年度の休業件数が過去5年間の全体に占める割合（本年度の休業件数/過去5年間の休業件数）は、

筋・骨格系障害/傷害	26.8%
消化器疾患	18.8%
循環器疾患	35.3%
脳血管障害	8.3%
腎臓疾患	50.0%
代謝疾患	50.0%

であり、本年度の寄与率が、過去5年の平均的寄与率20%を超える疾患系統が、従業員の休業に深く関係しているものと推察される。20%から各疾患の割合を差し引いてみると、

筋・骨格系障害/傷害	6.8%
消化器疾患	− 1.2%
循環器疾患	15.3%
脳血管障害	−11.7%
腎臓疾患	30.0%
代謝疾患	30.0%

となった。上記の表によりこの年は、循環器疾患、腎臓疾患、代謝疾患が急増していることがわかる。筋骨格系の障害/傷害、消化器疾患については、ほぼ例年どおり同じ割合である。本年度で増加した疾患の主なものは、腎臓疾患、代謝疾患が30％、循環器疾患が15.3％であった。

　腎臓疾患では、腎炎、糖尿病性腎症からの腎不全がみとめられ、年齢別には、35歳以下、45～49歳、55歳以上の年齢分布にわけられた。

　代謝性疾患は、糖尿病であり、これは予測された通り他の疾患と合併していることが多かった。疾病状況が長く、早期な適切な指導がなされていないことが判明した。

　循環器系の疾患では、心筋梗塞、高血圧など、疾患以前の生活指導が必要なものが多かった。

　本年度、年齢別・疾患系統別私傷病件数の内容を検討してみると、35歳未満で腎臓疾患、代謝疾患が多く、55歳以上で筋骨格系傷害、消化器疾患、循環器疾患が多い等の特徴が見られ、若い層にも腎臓、代謝疾患の件数が認められた点には、注意が必要である。

　ここで、重要な疾病の一つである糖尿病を例にとって、健康管理の考え方、すなわち①疾病管理、②疾病予防、③健康の保持増進を考え直してみたい。

　成人病の代表である糖尿病は、エネルギー源としての糖の血中濃度（血糖）が高くなり、全身の細い血管に障害がくる疾患で、眼が障害されると糖尿病性網膜症になり、カメラのフィルム部分にあたる網膜で出血を繰り返し、ついには失明する。現在、失明して身体障害者手帳を申請にくる60歳以上の人の原因疾患の一位に糖尿病性網膜症があげられる。また、腎臓に障害がくると糖尿病性腎症として、腎での老廃物の排泄機能が障害され、老廃物の排泄ができなくなる腎不全の状態になる。以前はすぐに尿毒症に進行して死亡したが、現在では人工透析により職場復帰も可能になってきた。しかし、生活は規制されるし、一生透析治療を続けなければならない。そのうえ治療費による健康保険財政の悪化にもつながる。さらに、もう一つの代表的な合併症として神経障害がある。糖尿病患者がコタツでひどい火傷を負ったりすることがあるが、これは知覚神経が障害されたために熱いという感覚がなくなってしまうことから生じる。

　従って、糖尿病患者にとって、血糖維持とは一生のつき合いになるので、病院などで「糖尿病教室」を開いて、励ましあいや指導が行なわれている（疾病管理）。

　しかし、このような糖尿病の障害が一度に出現することは少なく、長年、尿に糖がでる状態があるにもかかわらず、自覚症状がまったくないので、放置しておいた結果であることが多い。そこで、健康管理室では、毎年健康診断を行い、有所見者には健康指導をして、早期発見、早期治療にむけての指導をする（疾病予防）。

　このような血糖値の上昇は、血糖を調節するホルモンであるインスリンが不足しているために起こるのであり、これが不足した状態の糖尿病患者では注射で補うしか方法がなかった。しかし、最近の血糖値の高い人では、インスリンの分泌はみられるが、飽食による摂取エネルギー量が、運動により消費するエネルギー量を大幅に上回ることにより、余剰のエネルギーが身体に貯められる結果、血糖値の上昇がみられるという例が多くなった。運動もせず、脂肪分を多く含むラーメンばかり食べている人などによくみられる。こうなると、糖尿病の原因も、食事や運動を含む身体活動など生活習慣に根ざしていることがわかる。そこで、有所見者になる前から、運動や食生活等の生活習慣に注意をはらい、生活習慣の改善を押し進め健康の保持増進を図ろうとするものである（健康の保持増進）。

　以上のように、疾患管理を代表する休業件数を検討する際には、健康管理を代表とする健康診断での有所見者数との比較が必要であって、有所見の段階での指導が出来ていないことが結局、休業日数の増加につながってきているように思え、健康診断後の事後措置の重要性が身にしみる結果となった。

第7章 組織は人なり（安全衛生管理体制）

その1：フランスの産業衛生事情

　1993年秋、9月27日から10月1日にかけてフランスで開催された第24回国際産業衛生学会に参加した。その際フランスの企業外健診機関を訪問し、フランスの産業医や企業外健診機関の活動を中心とした産業衛生事情について見聞する機会を得たので、フランスの産業衛生事情を日本と対比する形で紹介したい。

1　産業医

　フランスでは、1946年以降、家族だけで構成するような零細企業を含めて、全企業において企業負担で従業員に産業保健サービスを行う事が義務づけられている。従って従業員一人の商店の店員に対しても、労働に起因する健康障害の予防業務に従事する産業医が法に定められた時間あたり彼らの健康診断・健康相談にのっている。

　フランスの産業医は、産業医学の専門教育を受けて、専門資格を取得しなければならない。日本では日本医師会が、1時間の講習を1単位とする50単位の『産業医学基礎研修』を終えた医師を認定産業医と認証し、平成5年2月現在2万3千人余りの医師[1]が登録されている。企業が産業医を選任する場合には、認定を受けた医師を選任するように奨励している。

　フランスでの産業医学専門教育は、1983年までは2年コースで行われており、1984年からは4年の専門コースが新設された。

　フランスでは医学部6年の終わりに、専門医になるための統一試験があり、合格した者だけがレジデントとして、専門医の研修を受けることができる。全医学生の60％が専門医になるための試験を受けるが、合格率は42～45％とのことであるので、結局全医学生の約25％が専門医としての道を踏み出すことになる。専門医試験を受けなかった者、試験に合格しなかった者は、一般医の教育を2年受ける。

　専門医の領域は、内科系、外科系、生物系、精神医学系の4つの分野に大別され、さらに25の専門コースに分けられている。産業医学は内科系の1つ

　の専門コースに入っている。コースは各6ヶ月を1単位とし、最初の1単位はアンテルナ（いわゆるインターン）として一般医コースを含めて全コース共通である。そのあと2年間の産業医学関連臨床科目（呼吸器学、皮膚科学、血液学、神経学、リウマチ学）を研修の後、後半の2年間は産業医学専門研修コースに入り、大学で職業病、中毒学、生理検査、モニタリングなどを研修するとともに、大学外の研修として、労働衛生機関、職業・環境研究センター、社会保障機関、医学監督官を含む労働行政機関などで研修を行う。

　専門資格の最終審査は、フランスにある24の産業医学研究所の教授・助教授たちが行い、産業医専門教育の全責任を負っている。

　新専門コース発足4年後の1988年10月には新制度による専門資格をもつ産業医17名が新しく誕生した。以来、新制度の専門資格をもった産業医がふえつつある。

　日本でも、先に述べた医師会の認定産業医の他、日本産業衛生学会が平成5年から専門産業医の認定試験を実施し、平成8年4月現在54名の専門医が誕生している[2]。専門医試験の受験資格には、学会会員歴5年以上、医師免許取得後5年以上、220単位に及ぶ基礎研修と指導医の下での3年以上の産業医実務研修が必要となっている。

　フランスでの産業医の生涯教育は、大学の産業医学研究所および国立安全衛生研究所、地方疾病保険基金などが担当している。国立安全衛生研究所では産業医・労働衛生専門家がよく遭遇する共通の問題についての科学的・技術的な再教育を行っている。一方、日本の産業医の生涯教育は、日本医師会が研修手帳を交付し、5年間に主に講演会出席を中心とした20単位の修得が義務づけられている。

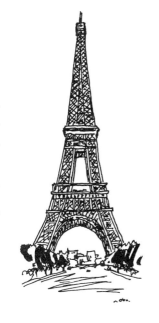

　フランスでは産業医が産業保健サービスに当たらなければならない最低時間が法により業種別に規定されている。事務系職場では、労働者20人に

つき月1時間、製造業では、15人につき月1時間、有害業務従事者・妊婦・移民・身体障害者等では、10人につき月1時間である。

　産業保健サービス機関の形態も、産業医の職務時間により規定されている。すなわち、産業医の職務時間が月173時間を越える場合には、企業内での健康管理室のような企業内労働衛生機関の設立が義務づけられ、逆に、産業医の職務時間が月20時間以内の中小零細企業の労働者への産業保健サービスは企業外労働衛生機関を通して行われる。産業医の職務時間が月20時間以上で173時間未満の場合には、企業内労働衛生機関を設置するか、企業外労働衛生機関に加入するか、あるいは企業内多施設共同労働衛生機関を設置することも可能である。

　従って、フランスの産業医は、企業内労働衛生機関に属する産業医と企業外労働衛生機関と契約している産業医にわけることができる。企業内労働衛生機関に属している産業医は20％で、80％の産業医が企業外労働衛生機関に属している。最近は企業内労働衛生機関に属する産業医の数が増えてきている。これらの労働衛生機関は、1988年末の統計では、総計1,770機関で、企業内労働衛生機関1,324機関（1施設当りの平均対象者数　約1,100人）、企業外労働衛生機関446機関（1施設当りの平均対象者数　約22,700人）である。産業医数は男性2,542名（55％）、女性2,059名（45％）（1982年現在）であった。近年さらに女性の産業医の数が増えつづけ、1988年では、男性と女性の比率が逆転している（男性：女性＝49％：51％）。その最大の原因は、家庭と職業とを両立させたいために、主に、パートタイムで働く女性産業医が多いためである。産業医の内、フルタイムとパートタイムで働く産業医の比率は、それぞれ、53％、47％である。パートタイムといっても、日本のように他の専門の医業をやりながら、一部産業医活動をする嘱託産業医とは異り、全労働時間の3/4以上は産業医活動に従事している。「子供が小学校の低学年で水曜日は学校が休みだから、水曜日は家にいてやりたいので、比較的自由に時間が選択できるパートタイマーの産業医をしている。」といったエピソードを女性産業医から聞かされた。

　産業医の地位・職務は、フランスの労働法典に規定されている。産業医活動を簡単に要約すると、"労働者の安全と健康を守ること"であり、大きくわ

けて、①労働現場での安全確保と②労働者の健康の保持とになる。

　①の活動では、労働条件の改善、作業環境測定を含む職場環境の改善をはじめ、人間工学、一般的労働衛生教育を使用者や労働者に助言する。産業医の職務時間の1/3をこの活動にあてることになっているが、産業医達の話では②の健康診断（健診）業務に時間が追われて、前者の活動にはなかなか規定時間がさけないとのことであった。

　②の業務については、健診を中心とした健康管理を行っている。産業医が行う健診としては、雇用時健診、定期健診、復職時健診のほか有害業務従事者に対する特殊健診等である。個人の経年的な健康カードの作成とともに職業適性を判定する。この場合、個人健康カードは、産業医が企業内労働衛生機関に属そうが、企業外労働衛生機関に属そうが、産業医の管理責任下にあり、労働者本人と雇用者には別途証明書の形で必要最小限の情報のみを通知する。この点は人事課や安全衛生課が個人の健康カードを管理している日本の場合とかなり違っている。さらに、最近の産業医の任務としてその重要性が強調されているのが、適正配置とくに身体障害者に対する適正配置についての助言である。

　フランス産業医は年次報告書を自分の所属している企業委員会あるいは監督委員会に毎年提出しなければならない責務を負っているが、日本ではそのような義務はない。

　地域の産業医支援サービスとして、産業医が自由に使用できる機関に、職業病相談や中毒監視システムがある。職業病相談は大学病院に組み込まれ、産業医が自由に相談できる機関であって、疾患と職業との関係についてアドバイスを与えてくれるもので、職業適性に対する助言、職業性疾患固有の臨床的事項、生物学的事項などが含まれている。中毒監視システムでは中毒疾患の早期発見と原因究明が行われており、中毒情報センターは24時間体制で対応している。

　日本でも地域産業医支援サービス機関として、県単位で産業保健センターの設立が実行に移されつつある。平成9年3月現在、20道府県において産業保健推進センターが設置されている[3]。

2 企業外労働衛生機関（地域に存在する産業保健サービス機関）

　産業医の項で述べたように、産業医が産業保健サービスに当たらなければ
ならない最低時間は法律で定められており、一番多くの職務時間を必要とす
る有害業務従事者を持つ企業の場合、10名の労働者につき月１時間の職務時
間が規定されていることは先に述べた。従って、企業外労働衛生機関からサー
ビスを受けることになっている産業医の職務時間が月20時間未満の企業は、
200人以下の中小企業規模に相当する。

　この制度により、フランスでは、企業の大小にかかわらず労働者は等しく
産業保健サービスの対象となり、外国人労働者も含めて、全労働者の90％以
上が産業保健サービスの恩恵を受けている。この中には運転手、船員、ガラ
ス工、美容師、窓拭き掃除人等日本では対象から除外されている職業の人た
ちまでが含まれているとのことであった。日本では50人以上の従業員の企業
に産業医の選任を義務づけているが、50人未満の企業では産業医をおかなく
てもよいことになっている。50人未満の企業は企業数で96％、労働者数で60％
を占めており、全労働者の60％は産業医の産業保健サービスを受けられない
状態である。すべての労働者が等しく産業医の産業保健サービスを受けるこ
とができるフランス的な考え方からはかなり遅れた現状である。

　運営資金（料金）は労働者の数により定められ（平均は全賃金の0.4％であ
る）、運営は雇用者側（1/3）、労働者側（2/3）より選出された委員会により
なされる。

　企業外労働衛生機関には色々な種類が存在する。たとえば、ノルマンディ
地方には、11の企業外労働衛生機関があり、うち２つは建設業を対象に、２
つは農業を対象に、１つは小売業を専門に産業保健サービスを行っている。
残り６つは特別業種を定めず、その地域の全業種に対して産業保健サービス
を行っている。

　一般的には、企業外労働衛生機関には、５～50人の産業医（少ない場合１
～２人、多い場合200人にも及ぶ）、運転手、秘書、看護婦などが勤務してい
る。人間工学専門家や産業衛生専門家がいる機関もあるが少数であり、これ
らの専門的な業務に対する要請は大学・病院の産業医学研究所や所轄の地方
疾病保険基金が援助することになっている。健康診断については、200人以上

の従業員を持つ企業では、移動車により事業所に出張し、200人以下の企業の場合には、労働者が企業外労働衛生機関に出向くことになっている。この際に費やされた時間は労働時間に組み込まれ、必要経費は使用者が全額負担することになっている。

　企業外労働衛生機関の一例としてナントの企業外労働衛生機関を紹介する。

　ナント労働衛生協会は、1942年に設立されたナント地方の企業外労働衛生機関である。1947年に現在の形態、すなわち、産業医療サービスを行う独立採算制の非営利法人になった。この点は日本の企業外労働衛生機関と異っている。

　1988年現在では、49名の産業医を抱え、191,795名の労働者の産業保健サービスを行っていた。会員はナント地方の建設業を除く、商工業企業に属する法人・個人よりなり、対象企業の従業員数は１人～1,800人である。なお建設業に関しては、建設業専門の企業外労働衛生機関が産業保健サービスを行っていた。会費（料金）は10人未満の企業では年１回一括払いされ（全会費の18％）、10人以上の企業では３ヶ月毎に分割払いされている（全会費の78％）。

　この協会では監督委員会が設置され、16人の委員で構成されており、その中から会長、２名の副会長、事務局長、会計が選出される。会の運営は会長と医師である所長に委ねられている。私が訪問した時の会長はナント地方の弱電製造会社の社長であった。協会の構成員は、産業医49名、専門医６名、秘書・テクニシャン60名、事務員14名、一般サービス15名の計144名であった。

　1988年度労働者１人あたりの産業医療サービスの平均経費は329フランである。内訳は80％が人件費・社会保障費、10％が管理費、7.8％が補償審査、専門検査費などになっている。

　協会内部は、５階が事務部門で、役員室、秘書、事務室があった。４階、３階は健康診断部門で、16ユニットあり、脱衣室、診察室、検査室などが効率よく配置されていた。２階は専門診察のユニットで、肺機能検査、心電図、聴力検査室などが配置されていた。カルテは５年間保存したあとマイクロフィルムにて10年間保存するとのことであった。

　このナント労働衛生協会は、企業外労働衛生機関の典型的なものであり、

訪問した本部の他に、35の地域診療所と150の企業内診療所をもつこの地方唯一の企業外労働衛生機関である。

3　おわりに

　以上紹介してきたように、フランスでは体系的な労働衛生機関の配置により、外国人労働者をも含む全労働者の90％以上が、産業医自らが実施する健診などの産業保健業務を等しく受けている。その結果労働者１人ひとりが産業医との接触を通じて、いわゆる産業の場におけるプライマリケアの恩恵を受け、国際的にも特徴のある１つの社会化された制度となっている。このような制度を支える産業医療に関する規則は、すでに述べたように労働法典に細かく記述されている。

　国内的には一応の安定した秩序が形成されているが、ヨーロッパの欧州統合に向けて大きく動きだしているため[4]、フランスの産業保健サービスも国外との対応をせまられることになっている。学会会場でも EC 加盟各国の産業保健事情がパネルで学会参加者に紹介された。騒音・照度・安全性などの人間工学的な取り組みも国際的になってきていることが、企業外健診機関での議論でも取り上げられた。

　産業医制度の基本的な要請が、「すべての労働者が産業医のサービスを受けることができるように」ということであり、フランスではこの要請に応える中心的な役割を産業医と企業外労働衛生機関が果たしている。

　日本でもこの基本的な要請に応えるべく、中小企業の産業保健サービスを担当する地域産業保健センターが244カ所[5]設立されている。これらの新しい考え方の一つの見本として、フランスの産業衛生事情は大いに参考になるという印象を受けた。

注１）平成12年４月現在、認定産業医は４万６千人余りになり、平成10年10月より、
　　　企業が産業医を選任する場合には、"一定の要件"を備えた医師を選任すること
　　　が義務づけられた。
　　２）平成12年４月現在、96名の専門医が誕生している。そのうち、29名が専門医
　　　研修を終え、指導医になっている。
　　３）平成12年現在、38都道府県において産業保健推進センターが設置され、地域

148

産業保健センターは、労働基準監督署と同数の347カ所のセンターがすべて設置されている。

4）すでに EU 統合はなされ、産業医制度の異なるヨーロッパでは、各国の事情を考慮して、全体的な産業医制度を作り出す努力がなされている。

5）すでに347カ所すべてが設置されている。

その２：安全衛生管理担当者

　事業場の労働衛生管理は、安全衛生担当者によって大きく左右される。とくに、事業場内の産業保健スタッフのいない中小企業では、安全衛生担当者によって事業場の安全衛生に対する方向性が決まってしまうといっても過言ではない。したがって、担当者との人間関係作りは嘱託産業医にとって、もっとも重要な仕事の一つである。

　担当者が変わったときに、今までより有能な担当者が配属されるかどうかは、事業場の安全衛生に対する取組みの意欲を判断する材料になり得る。担当者は、一般的には安全衛生の専門家として入社することはなく、担当になってから安全衛生業務を勉強するのである。したがって、安全衛生業務の重要性を訴え続け、担当にその重要性を納得させることが非常に大切な産業医の職務の一つになってくる。

　安全衛生を担当する衛生管理者は、事業場の安全衛生の責任者である総括安全衛生管理者をおかねばならず、総括安全衛生管理者をおかなくてよい事業場では、事業者の指示により衛生にかかわる技術的事項を管理しなければならないと法律（労働安全衛生法）で定められている。

　具体的な職務として、①健康に異常のある者の発見及び処置、②作業環境の衛生上の調査、③作業条件、設備等の衛生上の改善、④労働衛生保護具、救急用具等の点検及び整備、⑤衛生教育、健康相談、その他労働者の健康保持に必要な事項、⑥労働者の負傷及び疾病、それによる死亡、欠勤及び移動に関する統計の作成、⑦その他、衛生日誌の記載等の業務の記録の整備、等が法的に定められている。また、衛生管理者は、少なくとも毎週１回作業場を巡視し、設備、作業方法または、衛生状態に有害のおそれがある時は、直ちに、労働者の健康障害を防止するために必要な措置を講じなければならない。このように、衛生管理者は全職場を熟知し、従業員の安全衛生に配慮すべき義務を有する事業者を直接的に支える重要な職務を担っているのである。

　最近、企業のリストラによる間接部門の人員整理が進み、安全衛生の専任者が少なくなった。衛生管理者の積み上げてきた業務の継承がなされず、現

場でのノウハウが失われつつある危機感が一部でささやかれている。

　安全衛生管理者の職務の重要性を認識していただくためにも、一例として、従業員500人の運輸業の支店で働く安全衛生課長の働きぶりを紹介したい。

　大手の製鉄業のたたき上げの係長から転出してきたN課長は、数々の特許に関与するほどの活躍をみせ、「現代の匠」の一人して表彰されるほどの業績をもった人である。しかし、会社の合理化のために、関連会社への出向を命じられ、この会社で、安全衛生担当をする事になった。安全衛生業務はまったく初めてであったが、生産現場での安全に対する考え方が身にしみていたので、『安全第一』をモットーに安全衛生規定の点検から業務を開始した。

　各職場の安全衛生業務マニュアルをつくるために、まず本人自ら日本語ワープロを買い求め、自分で入力することから始めた。今では、業務のほとんどがコンピュータに入出力されているが、当時（昭和の終わりから平成にかけての時代）まだまだこういった挑戦は新しかった。この会社では、管理職が自らワープロを打つことなど考えてもみなかった。管理職が部下に指示し、部下が仕上げるのを待つのが当然であったから、事務処理に時間がかかった。上司が自らワープロを駆使し、文章を打ち出す作業はかなり効率的であった。事故対策の書類や安全衛生委員会の資料など、関係書類を数多く作成しなくてはならないこの部署では、ワープロ技術は必要な技能の一つであった。

　一方、前任の課長もやはり、同じ親企業から出向した人であった。現場に自主的に出ることはなかった。産業医がいろいろ問題点を指摘しても、それに対して納得するような態度は示してくれるが、一向に改善のきざしはなく、同じことを繰り返していくうちに、こちらが疲れてしまった。前任の課長は事故に対する対策も現場にまかせ、自分自身が指導することはなかった。その場をしのげばよいという感覚であった。

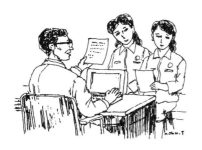

　N課長は、安全対策に必要な国家資格（玉掛け、危険物取扱者、ボイラー取扱者など）をはじめ、さまざまな技能と資格

を持っていた。そこで、今度は衛生管理者の資格を取って欲しいとお願いした。担当者が衛生管理者の資格を持っていない時には、まずこれを持つように進言することが最も効果的であった。担当者にこの資格をとる勉強をしてもらうと衛生管理についての基本的な事項が把握できるからである。衛生管理者の資格は、現在、有害業務を含む第１種資格と、有害業務を含まない第２種資格とに分かれ、第１種資格の合格率は、約30％である。「３回受ければ合格しますよ。」と私はいつも軽口をたたいていた。

　支店には、９つの事業拠点があった。港湾荷役、セメント輸送、鉄鋼輸送・倉庫業、運輸業、小荷物貨物業等を業務としていた。事故の確率が高い職場であったので、安全を第一とする日常業務であった。毎日どこかの事業拠点への巡視が必要であった。男性の多い職場ゆえ、時には、女性社員による巡視を計画し、女性の新しい感覚で見た職場巡視を試みた。トイレの位置、休憩室に対する鋭い指摘もなされ、職場の作業環境改善にも貢献した。

　また、各拠点での職種も多様で、法定を含む各種の労働衛生教育も担当する必要があった。安全衛生マニュアル、危険予知システム、事故報告書、作業改善書、復帰申請書など、今まで口頭で処理してきた事柄を、書類として記録に残し、将来に活用できるようにした。労働衛生教育用の資料も自分で作成し教育に当たった。

　さらに、健康診断結果のまとめ、事後措置、復帰診断の調整など、多忙な毎日を送っていた。ある時、健康診断の事後措置としての健康指導の開催時間が５時までであるために帰社できず、そういった指導を受けたことがないという苦情が運転手の多い運輸事業所から出た。課長から産業医・保健婦に午後８時から保健指導を開始して欲しいとの要望が出され、最終的に、８時から10時までの保健指導をすることになった。長距離運転してきた後にもかかわらず、熱心に保健指導を受ける運転手の姿に産業医も安全衛生担当者も実施してよかったと心より思った。

　Ｎ課長は、自分が納得するまでは妥協しない完全主義者で、典型的な日本の"企業戦士"であった。一度事故が起こるとほとんど徹夜で作業にあたるのが、当たり前という考え方が身についていた。そのため、事故原因究明には、実際に再現実験までも計画・実施した。岸壁作業における作業員の溺死事故で

は、諸種の作業着を身につけたままで泳げるかどうかをプールで実験し、安全靴や長靴を履いての水泳が、想像以上に難しいことを明らかにした。高温発火の化学物質の倉庫保管の場合に、温度による化学物質の変化を実験してビデオにとり、倉庫現場への配置前教育に利用した。

　業種がら、安全対策ばかりにとらわれがちな事業場であるが、衛生管理についても、現在の問題点、中・長期的な問題点を整理し、差し迫って打つべき対策について検討した。その都度、産業医に相談と要請があり、産業医も手弁当で手伝った。まずは現場に出かけて、対策を検討する現場・現実主義で対応した。中・長期的な計画としては、企業外健診機関に依頼している定期健康診断結果の健康管理情報を経時的に把握できるシステム構築のプロジェクトを提案し、システム課と提携して業務を進めることとなった。

　現場のみんなからも慕われた。安全衛生課に対する期待は、支店全体に広がり、安全衛生課員は2人から6人にまでに増員された。

　N課長は、時間を有効に使うことを心掛けており、5時以降に仕事をすることは極力さけた。5時からは、自称"アル中、肝硬変、糖尿病"患者になるのである。健康診断結果には、異常所見はない。しかし、飲み出すと愉快に、豪快に飲む。カラオケに行くと、昭和30年代の男性歌手の曲が得意で、前奏時に、きまって"作詞　糖尿病、作曲　肝硬変、歌　アル中が歌います"といって歌い出す。10時には自宅に戻り、そのまま寝て、3～4時に起床、またすぐに会社に出勤して、必要書類をワープロに入力するという生活であった。

　その後、N課長は定年退職をし、年取った両親の介護に生活の中心をおきたいという希望であったが、いろんな会社から安全衛生を手伝ってほしいと要望をうけ、再び以前と同じ生活をしている。特に専門の安全衛生管理者をおいていない企業においては、シニアスタッフとして各事業場での安全衛生管理体制のチェックに余念がなく、「ぼけてる暇がない」と叫びながら忙しい生活を送っている。

　安全衛生管理担当者によって、産業医の活動が左右されることを実感した次第である。

その3：産業医：産業医の資格制度

　かって、NHKテレビで『企業病棟』（江川　晴原作）という連続ドラマが放映された。企業病棟というのは、少し大げさな題名だが、企業の診療所での産業医や産業看護職の日常業務を描いたドラマであり、ようやく産業医学もテレビで取り上げられるようになったかと感慨深かった。さっそく知人から、「あんな職場環境で、あんな業務を毎日しているのですか。」という質問を受けた。産業医の職務に関心を持ってくれているからこその質問であるが、TVドラマの影響力は大きい。

　ドラマでは、産業医の業務のうち健康管理が中心に描かれていた。過労死、職場の出世競争、仕事のストレス等を話題とした疾病管理が主な内容であった。実際の業務は、あんなにきれいな業務ばかりではない。確かに大企業の商社や営業関係のインテリジェンスビルディングでは、ドラマに描かれているような診療所もみられるが、実際、製造現場では、産業医も埃や有害物質にとりかこまれた職場環境下で仕事をしている。このエッセイシリーズの初めに書いた「安全靴とヘルメットの世界」である。もっとも最近は、サービス業を中心とした第三次産業が増加しており、ドラマのような産業医像も増えているのは確かである。

　産業医という名における医師の実体はさまざまである。かって産業医になるために要求される資格は医師であることだけであり、医師免許さえあれば誰でも産業医になれた。労働安全衛生法（昭和47年）により、50人以上の従業員を抱えている事業場では、産業医を選任することが義務づけられており、現在50人以上の事業場での産業医の選任率は、83％であり、5社のうち4社までは選任義務を果たしている。しかし、企業の中には知り合いの医師に名前を借りて、産業医の選任届を出しているところもあり、一度も現場を巡視したことのない産業医も数多くいる。現実に私の友人もそのうちの一人である。循環器を専門としている彼は、産業医学にも造詣が深いが、問題が起った時に企業の方から訪問するということになっていて、一度も企業からの要請がないため会社訪問すらしたことがない。産業医だから一度会社の中を巡視したいと要望しても体よく断られることが多く、そう言った企業の中には

むしろ産業医の訪問を迷惑がっているところすらあるようだ。

　しかし、昭和63年の労働安全衛生法の改正によって、産業医の衛生委員会への参加が義務づけられ、それに呼応して企業の産業医に対する要望や期待も大きく変化してきた。出席した衛生委員会の最後に産業医に一言意見が求められることも多くなり、産業医にとってもその場に適した意見を述べることにより、自分達の存在を企業に認めてもらえる絶好の機会となった。それゆえ産業医もさまざまな要望に臨機応変に対処していく必要に迫られている。

　さらに、平成 8 年の労働安全衛生法の改正により、産業医にも産業医学に関する一定の要件を備えることが義務づけられるとともに、勧告権が認められるようになった。これにより、産業医の責任問題もより明らかとなった。

2　資格制度への動き

　平成10年10月 1 日以降、産業医にも一定の要件が必要になった。産業医に求められる職務は多種多様であり、それなりの専門知識を必要とする。産業医の専門的な知識を確保するために日本医師会では、平成 2 年より「認定産業医制度」を発足させた。 1 時間の講習を 1 単位とする50単位の産業医学基礎研修教育と 5 年間に20単位の生涯研修教育を受けることを認定産業医に義務づけた。そのため各講演会は研修印を求める医師でごったがえす状況になっており、開業医の先生のなかには、せっかくの休診日も各種の研修会で忙しく、休みのとれない方々もおられるようである。

　産業医選任に当たっては十分な産業医研修を受けた医師の採用が必要であると「産業医のあり方に関する検討会」でも提言され、日本医師会では「認定産業医」の資格を有する産業医のみを選任の対象とするように労働省などとも申し合わせている。最近、町の開業医の診療所にも、この認定証が掲げられ、産業医学の相談に応じますと表示されているのを見かける。

　認定産業医の数は、平成 6 年（1994年） 1 月現在、26,380人で、この一年間に1,000人増加した。平成 2 年末の医師数が211,797人で、毎年7,700人が医学部・医科大学を卒業しているとすると、平成 6 年現在、235,000人前後の医師数が予想される。従って、医師の11％が「認定産業医」の資格を持つことに

なる[1]。なんでも取れる資格は取っておこうとする医師過剰時代の生き残り策の一端をかいま見るようである。

　そういう意味でも、「認定産業医」のレベルもまた何段階にも分かれてしまうという現象が生じている。

　諸外国での産業医の専門資格は、各国の学会が担当してきた。産業医の専門医としての資格制度は、フランス、ドイツで行われており、アメリカ、イギリスでは、資格制度はないものの、産業医学の専門のコースを設けている。それ故、事業者が必要と思った場合に、十分に教育を受けた有能な産業医と契約を結ぶことができる。

　日本産業衛生学会でも専門医制度を平成4年度から発足した。受験資格は『会員歴5年以上、医師免許取得後5年以上、1日90分の講義を4コマづつ3ヶ月受けることに相当する220単位に及ぶガイドラインに沿った基礎研修の修了、指導医の下での産業医実務研修3年以上、さらに研究発表1回以上の条件を満たした医師』で、産業医の基礎知識を試す筆記試験（0.5日）と実務経験を試す口頭試験（1.5日）が課せられることになった。

　指導医になるための経過措置としての資格は、『①産業衛生学会歴10年以上の医師で、②実務経験が5年以上の産業医、③労働衛生コンサルタントの資格をもつ医師、④労働衛生指導医であったもの・あるもの、⑤大学等の医師養成機関の教員で、産業保健に関する充分な見識が有る者など』である。これらの資格を満たす医師が指導医になるための申請をし、認定審査をうけて認定される。平成9年4月末現在、認定された指導医は331名である[2]。実務研修のための指導医の選択は、認定された指導医に学会から研修医が紹介されるのではなく、研修医の方が一覧表に示された指導医のなかから担当を選ぶことができる。そのために、特定の指導医にかたよってしまう傾向がある。また、中には大企業の健康管理センター長で、50人以上の産業医を指導する立場にあっても、指導医の経過措置条項を満たしていないために申請できず、指導医になるには専門医の資格をとってのち、5年が経過するのを待つよりほかなしという事例もある。

　現在（平成9年4月末現在）233名の研修医が研修中である[3]。

3　専門医試験

　私も、経過措置の有効期限までに10年の産業医衛生学会歴をみたすのに、3ヶ月足りなくて、専門医の試験を受けることになった。

　合格して当たり前という試験の辛さというところだろうか、産業医の基本的な知識をためす筆記試験が非常なストレスとなった。一応のガイドラインは研修手帳に示されてはいるものの、労働基準法、労働安全衛生法、労働安全衛生法施行令、労働安全衛生規則等の法律条文も含めて、産業医に要求される幅広い基礎知識を獲得しようと考えると勉強対象の範囲は非常に広いものになった。おかげで労働基準法が労働者の最低基準を定めた法律として根幹的なものであり、その5章「安全及び衛生」が労働安全衛生法として独立したことも、今回再勉強して実によく納得できた。

　労働災害の認定に対する考え方など、勉強すればするほど、勉強しなければならない項目が増えてきた。

　日常業務に関連づけられる項目は比較的に勉強しやすいので、できるだけ業務にそって関連事項を整理した。このことを通じて、産業医の日常業務の背景が良く理解できた。この勉強方法で試験に失敗しても、また出直せばよいではないかと考えられるようになったのは、試験の前日であった。

　第1回の専門医の試験が、2月19・20日の両日に行われた。受験者数は15名であった。試験内容は、第1日目の午前中は、3時間の筆記試験であった。

　筆記試験は産業医の基本的な職務内容を問うものであり、〇×式と記述式の試験問題があって、3時間ほぼ書き続けなければならないような試験であった。大学を卒業して以来、あまり鉛筆をもつ訓練をしてこなかった受験生には、少々きつい試練であった。

　午後からは第1部と第2部に分かれた口頭試験であった。第1部では、ベテランの産業医から選抜された試験官2名と受験生5名との短答試験（90分）があり、1題に5分程度の解答を求めるものであった。以前受けた労働衛生コンサルタントの試験の時と同じ形式であった。最初は、順番に質問されていたが、次第にある者は飛ばされ、ある者に質問が集中するという場面が生じた。

　第2部では、5人のグループに対して、すぐには解答が出せないような大

きな質問を出し、この問題に対する各グループ討議によって解答の方向性を示させた。試験官はオブザーバーとして話の進行をみきわめながら採点した。衛生委員会等の会議での産業医の指導性と協調性を試験する目的であり、1題30分をめどに受験生が討論した。受験生の中には、自分の意見を多く述べようとする者もみられたが、全

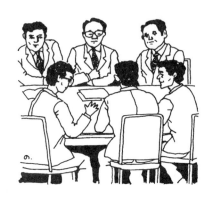

体的なまとまりを全員でどう導くかが大事な試験であり、バランスのとれた役割分担をうまく分けることが重要な課題であった。

2日目の午前中は、午後からの発表課題が各個人に提示され、課題の資料作りとともに、実務研修を記録した研修手帳に対する質疑が筆記試験官、口頭試験官の合同で行われた。この場面では、私個人の産業医歴が聞かれた。今までの産業医業務で一番印象に残っている事柄も質問された。「かけだし産業医の覚書」にまとめた各エピソードが一番に脳裏に浮かんだ。

午後からの課題についての意見提示は、産業医の企業における労働衛生教育能力、総括管理能力を評価しようとするものであり、受験生がそれぞれの考え方で課題に挑戦した。

4　問題

私の課題は、「規模1,000人の、ある電子工業事業場である。この事業場では5年後の新規の工場進出の際に、建物、設備を含めて新しい健康管理体制の確立を模索している。新しい健康管理体制については、産業医の青写真を期待している。5年間の準備期間を含めた、10年間の長期計画について策定しなさい。」というものであった。

私の考え方は、以下の通りであった。

半導体産業の新しい工場進出の条件としては、①良い水、空気のきれいな環境の良い場所であること、②安定した労働力が供給されること、③都会との交通の便が良いことなどが挙げられる。

①　今まで半導体関係の工場が建設された町は、ほとんど"きれいな水"がある所で、「良水100選」に選ばれているところも多い。③の交通の便について考えると、高速道路のインターチェンジに近い、小都市のテクノパークへの工場進出と考えられる。

　半導体工場では洗浄に多量のきれいな水を必要とする工場側の要求があり、きれいな空気も工場内のクリーン度に神経を使っている工場からすれば当然の要求になろう。しかし反面、工場では有害物質が多く使用されており、予想される有害物質の処理問題は、工場建設当初からしっかりとした体制作りをしておかなければならない。特に、現在の地球環境保全の立場からいうと、この体制を確立しないかぎり新工場建設に着手しないほうがよいと進言してもよいといえよう。環境保全を含めた作業環境管理が必要になってくる。

②　労働力は、地元の労働力に期待する結果となる。労働力は、第一次産業従事家庭の長男、若い女性、主婦が対象となることが多い。労働力の回転はあまり望めず、10年後も同じ労働力に頼ることになるであろうと予想される。作業形態は、投資資本の回収等を考えると、クリーンルームでの交替制勤務になってくる。通勤形態はマイカーによる家から工場の往復ということになる。

　こう言った条件のなかでは、極端な運動不足、交替制による生活習慣の乱れ、特に食生活の乱れなどが予想される。つまり、生活習慣病（成人病）が早期に蔓延しそうである。また、同じ労働者が同一集団で長期間勤務することにより、交替性をしている集団内で、みんなが同じように歳を取って行くため、加齢による体力等の衰え現象が意識されにくい状況がある。

　さらに、クリーンルームという風景に変化のない時間感覚に乏しい労働環境のなかに生じるメンタルヘルスの問題も予想される。基本的には、THP（心とからだの健康）関係事業に大きく包括されるものである。

　従って、新工場操業開始の早い時期から、10年後の労働力の低下にむけてのTHP活動の開始が必要となり、健康管理室では、そのスタッフの充実が特に望まれる。また、QC（品質管理）活動を、衛生面にも拡大して、衛生のQC活動を小集団で行うことは、互いの健康面の充実に向けて大きく勇気づけら

れる材料になると思われる。

　有害物質の作業管理については、作業者個人が使用有害物質の性質とその対処の仕方についての十分な知識を持つための労働衛生教育が必要である。MSDS（化学物質安全データシート）も大いに利用したい。とくに、定常作業以外、すなわち、非定常作業の場合のマニュアル作りの確立は重要な課題である。

　さらに、定期的な労働衛生教育を行い、多くのインストラクターや有資格者を教育することが、作業者全体の労働意識の向上につながる。教育は金と時間がかかり、成果が直接的に出ないものであるので、なかなか計画的かつ積極的には行われてこなかった。新工場操業に際して是非決断し、実行していただくことを要望したい。

　建物についての意見としては、健康管理室を工場全体のヘソの部分、つまり、工場全体から従業員が行きやすい箇所においていただきたい。従来の健康管理室は、一番端に位置することが多く、従業員のサロンという感じからはほど遠いものであり、大部分の人は健康診断時以外は寄りつかないところである。そのために、早期の指導ができないことが多かった。健康管理室というイメージからの脱皮をはかる必要がある。特に、将来予想されるメンタルヘルス問題の増加に対応できるように、管理室的なイメージを変え、健康サロン的なイメージづくりが必要である。メンタルヘルスでは、特に早期発見・早期対応が必要であるからだ。気軽に相談ができる雰囲気づくりが必要である。

　将来の健康作りに対しては、管理者と労働者、それに健康スタッフとの連携と総意が必要であるので、健康スタッフも新工場全体のプラニングの段階からの委員会への参加を希望したいというのが、まず、新工場進出のための長期計画の第一歩である。

　それぞれの受験生がそれぞれの課題に挑戦し、各発表に対して討論し合った。各受験生の個性がよくでた小講演であった。

　全問題は産業衛生学会の専門医認定式会場で公開された。

　今回の受験生の大部分は、大企業の専属産業医で、35歳までの一番油の乗

り切った層の受験生であった。

　3月21日の産業衛生学会の会場で認定式があり、15名中14名に専門医としての認定証が手渡された[4]。

　医師免許さえあればなれると言われた産業医も、各種の認定証の獲得に努めるようになってきた。オフィスにいくつもの認定証を掲げる産業医も多い。ご多分にもれず、私のオフィスにも5つの認定証がかかっている。しかし、実際のところどんな認定証よりも、産業医の真摯な職務態度に寄せてくれる従業員の信頼こそ、もっとも名誉な太鼓判付きの認定証であると言えるであろう。

注1）平成12年4月現在、認定産業医の数は46,000人で、平成8年末の医師数は240,908人（「国民衛生の動向」1999）で、およそ5人に1人が「認定産業医」の資格を持っている。
　2）これらの移行措置は、平成8年で修了し、現在では、指導医への道は5年間の専門医を終えたものにかぎられている。5年の専門医研修を終え、指導医になった29名をふくめて、現在（平成12年4月）認定された指導医は299名である。指導医も5年ごとの更新があり、死亡されたり指導医を辞退されたりして当初の数より減少している。
　3）平成12年7月末現在、352名が研修医登録している。
　4）その後、7回の専門医試験が実施され、平成12年7月現在96名の専門医が誕生している。

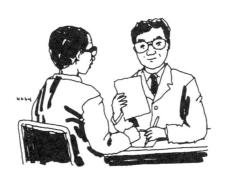

第8章　おわりに

　医師免許さえあればなれると言われた産業医にも「一定の要件」が必要となった。産業医の地位がそれだけ高められたのであるが、一方では、産業医業務に対する責任が重くなり、期待感が強くなってきた。

　産業医の業務は、従業員の健康を守る「健康管理」業務を中心に、「作業環境管理」、「作業管理」のいわゆる「労働衛生の3管理」と言われる業務の他に、「労働衛生教育」、「総括管理」といった幅広い業務が求められる。「健康管理」業務も、いわゆる「疾病管理」だけでなく、「疾病予防」、さらには「健康の保持増進（THP）」と段階的にステップアップした業務も求められるようになってきた。幅広い、奥深い業務を代表的な事例を通じて学習していくことはなかなか難しかった。この10年間の産業医活動、とりわけ、初期の3年間の嘱託産業医活動を通して、各事業場での産業保健を従業員とともに作り上げてきた事例をまとめたのがこの本である。

　この本の一部は、全国労働衛生機関連合会（全衛連）の参加機関の一つである「（財）関西労働協会」の機関誌「関西労健」に「かけだし産業医の覚書」として連載され、それが一部改変されて、全衛連の季刊誌「労働衛生管理」に転載された。その後、続編として「産業医の覚書」を連載して今日に至っている。一部で産業医業務・産業保健を具体化しているとの声をいただいているので、今回これを「かけだし産業医の覚書」としてまとめることにした。かけだし時代のエピソードを大切にしたいと思ったからである。10年前に書かれたものもあるが、内容そのものは現在にも通じるものであると確信している。当時の新人産業医としての瑞々しさも感じ取ってもらえるよう、できるだけ文章を変えないようにした。どうしても改変すべき点は、注として挿入した。

　産業医として活躍されている方々、あるいは活動しようと研修されている方々には、産業医経験に少しでもお役に立てればと思う。また、健康管理室をはじめとする産業保健スタッフの日常業務、事業場での安全衛生担当者の業務遂行に多少なりと参考にしていただければと思う。産業保健スタッフでない一般の方にも産業保健を知ってもらうよい材料になると思う。

　私自身は、8年前に嘱託産業医からある企業グループの産業医に転身したが、新しい職場での業務内容は、企業内健診機関的な要素が強く、全国のグループ事業場を訪問し、産業保健の確保にたずさわっている。しかし、基本的な立場は、初期の3年の嘱託産業医活動によって育まれたものであるという感じがする。

　出版までには、色々な方のお世話になった。御名前を省略させていただくことの失礼をお詫びするとともに、この場を借りて諸氏に感謝の意とお礼を申し上げたい。

　平成13年1月

山　田　誠　二

〔著者略歴〕

山田　誠二（やまだ・せいじ）

　昭和 50 年京都府立医科大学卒業。医学博士。

　昭和 50 年京都府立医科大学助手（生理学）、昭和 58 年〜 60 年アメリカカリフォルニア大学サンフランシスコ校心血管研究所、昭和 59 年産業医科大学助教授（大学院担当、応用生理学）、昭和 61 年同大・産業生態科学研究所助教授を経て、平成 4 年松下産業衛生科学センター労働保健部長に就任。平成 5 年同センター副所長、平成 14 年より同センター所長、平成 20 年社名変更によりパナソニック健康保険組合・産業衛生科学センター所長、平成 23 年産業保健センターが新設、所長、平成 25 年山田誠二産業保健センターを開設、所長を務める。

　労働衛生コンサルタントをはじめ、日本医師会認定産業医、日本産業衛生学会の指導医の資格を有す。全国労働衛生団体連合会健診システム専門委員会委員、「産業医学ジャーナル」編集委員会委員ほか、学会関係では、日本産業衛生学会の専門医試験委員長や理事、地方会の産業医部会長なども務めた。

　著作として、『産業医の覚書——拡大する産業医活動の軌跡』、『続・産業医の覚書——変化する産業保健に向き合って』（ともに産業医学振興財団発行）ほか、論文等多数。

かけだし産業医の覚書

平成 30 年 10 月 15 日　　　6 刷　　　　　　定価（本体 1,400 円＋税）
平成 13 年 1 月 1 日　　　発行

著　　者：山田　誠二
編集発行人：及川　桂
発 行 所：公益財団法人　産業医学振興財団
　　　　　〒 101-0048　東京都千代田区神田司町 2-2-11　新倉ビル 3F
　　　　　TEL 03-3525-8291　FAX 03-5209-1020
　　　　　URL http://www.zsisz.or.jp/
印 刷 所：株式会社サンワ